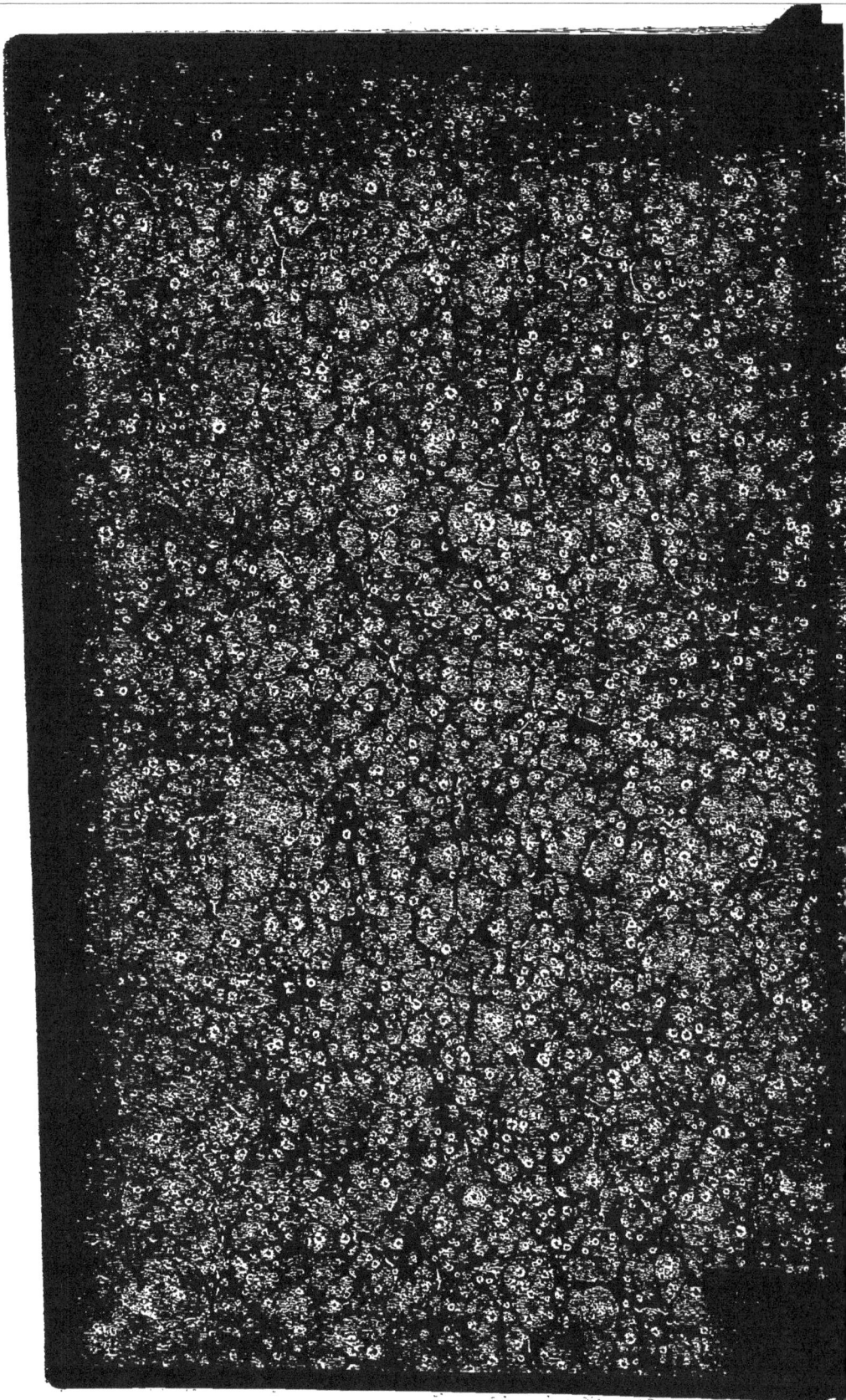

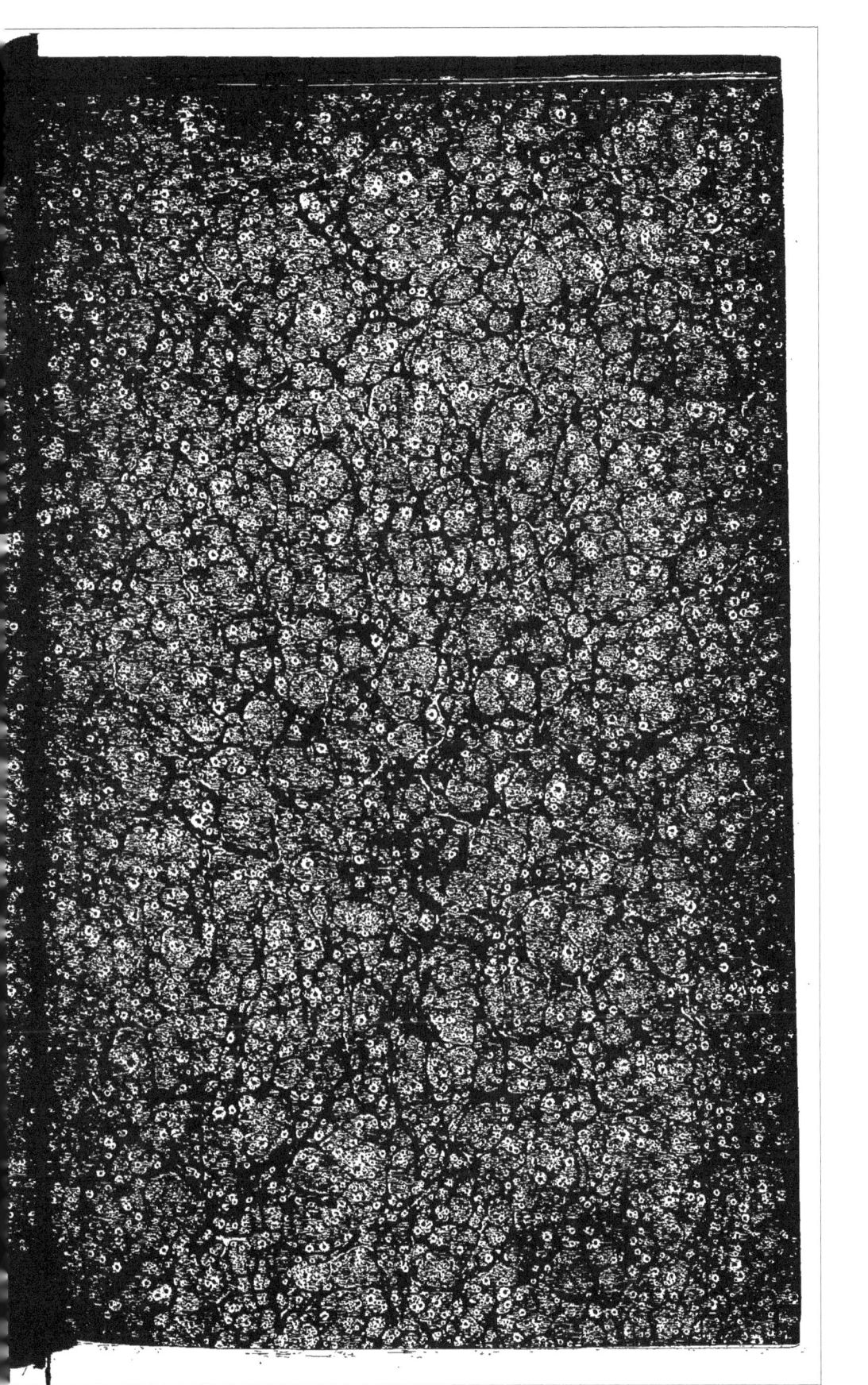

Тб 50 65
B.

EXAMEN

DE LA PHRÉNOLOGIE

ET

ESSAI PHYSIOLOGIQUE

SUR LA FOLIE

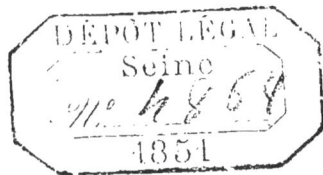

Imprimerie de GUSTAVE GRATIOT, 11, rue de la Monnaie.

EXAMEN

DE

LA PHRÉNOLOGIE

PAR

P. FLOURENS

Secrétaire perpétuel de l'Académie des sciences et Membre de l'Académie
française (Institut de France); Membre des Sociétés royales de Londres
et d'Édimbourg, des Académies royales des sciences de Stockholm, Turin,
Munich, Madrid, etc., etc.; Professeur de physiologie comparée
au Muséum d'histoire naturelle de Paris

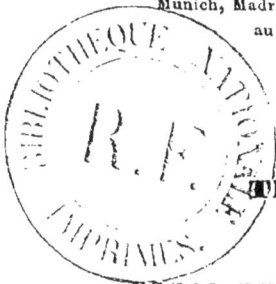

TROISIÈME ÉDITION

AUGMENTÉE D'UN

ESSAI PHYSIOLOGIQUE SUR LA FOLIE

PARIS

LIBRAIRIE DE L. HACHETTE ET Cie

RUE PIERRE-SARRAZIN, No 14
(Quartier de l'École de Médecine)

1851

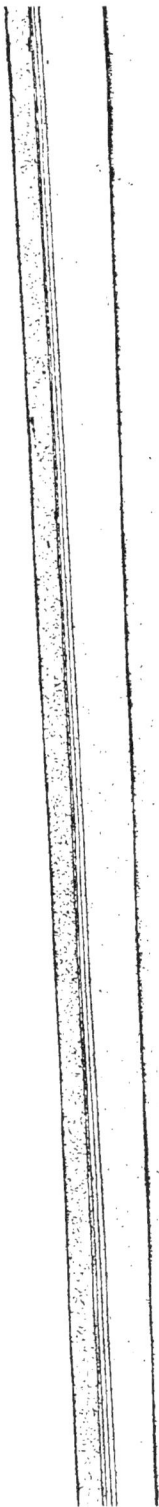

A

LA MÉMOIRE

DE

DESCARTES.

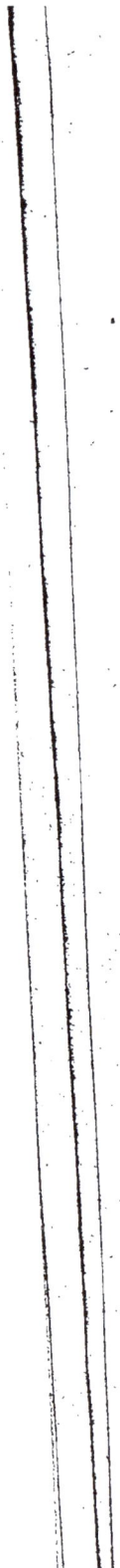

AVERTISSEMENT

DE CETTE NOUVELLE ÉDITION.

Je joins à cette édition de l'*Examen de la phrénologie*, un *Essai physiologique sur la folie*.

J'ai voulu, dans le second de ces deux Écrits[1], appliquer quelques-uns des progrès les plus récents de la *physiologie* à l'étude de la *folie*.

---

[1] Voir, pour le premier, les *Avertissements* qui suivent.

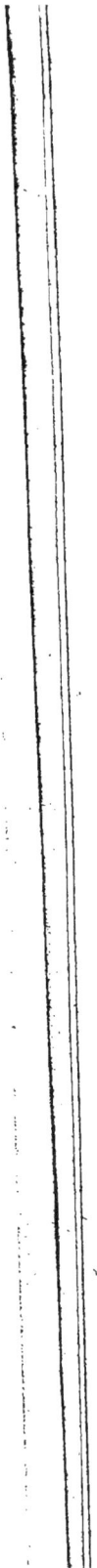

EXAMEN

DE LA PHRÉNOLOGIE.

« J'ai un sentiment clair de ma liberté. »

BOSSUET.

Traité du Libre Arbitre.

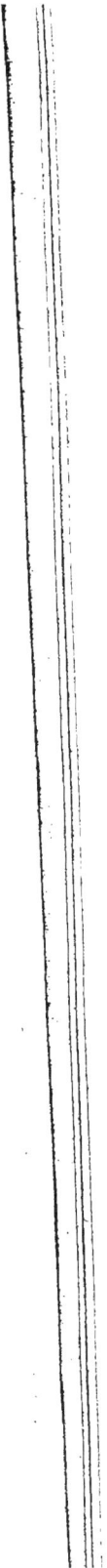

AVERTISSEMENT

DE L'EDITION DE 1842.

———

J'ai vu les progrès de la *Phrénologie,* et j'ai écrit ce livre.

Chaque siècle relève de sa philosophie.

Le xviie siècle relève de la philosophie de Descartes; le xviiie relève de Locke et de Condillac; le xixe doit-il relever de Gall?

Cette question a bien quelque importance.

J'examine successivement ici la *Phré-nologie* dans Gall, dans Spurzheim et dans Broussais.

J'ai voulu être court. Il y a un grand secret pour être court : c'est d'être clair.

Je cite souvent Descartes; je fais plus, je lui dédie mon livre. J'écris contre une mauvaise philosophie, et je rappelle la bonne.

AVERTISSEMENT

DE L'EDITION DE 1845.

————

Au moment où parut la première
édition de ce livre, les doctrines phré-
nologiques envahissaient tout.

Aujourd'hui elles sont jugées.

On a dit de ce livre que c'était une
bonne action.

Ce mot est la récompense de l'auteur.

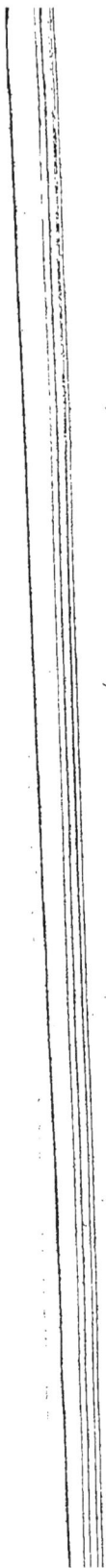

EXAMEN

DE LA PHRÉNOLOGIE.

I.

GALL.

—

DE SA DOCTRINE EN GÉNÉRAL.

On connaît le grand ouvrage dans lequel Gall a exposé sa doctrine[1]. Cet ouvrage servira de base à mon examen. J'étudierai, l'une après l'autre, chacune des questions étudiées par l'auteur. Je changerai seulement un peu l'ordre de ces questions.

Deux propositions fondamentales constituent toute la doctrine de Gall : la première, que l'intelligence réside exclusivement dans le cerveau ; la seconde, que chaque faculté particulière de l'intelligence a, dans le cerveau, un organe propre.

1. *Anatomie et physiologie du système nerveux en général et du cerveau en particulier, avec des observations sur la possibilité de reconnaître plusieurs dispositions intellectuelles et morales de l'homme et des animaux par la configuration de leurs têtes;* 4 vol. in-4° avec planches. Paris, de 1810 à 1819.

Or, de ces deux propositions, la première n'a certainement rien de neuf; et la seconde n'a peut-être rien de vrai.

Voyons d'abord la première.

Je dis que cette première proposition, savoir, que le cerveau est le siége exclusif de l'intelligence, n'a rien de neuf; et Gall en convient lui-même.

« Depuis longtemps, dit-il, des philosophes, « des physiologistes et des médecins, soutiennent « que le cerveau est l'organe de l'âme[1]. » L'opinion que le cerveau (soit le cerveau pris en totalité, soit telle ou telle partie du cerveau prise séparément) est le siége de l'âme, est, en effet, aussi ancienne que la science. Descartes avait placé l'âme dans la *glande pinéale*; Willis la plaça dans les *corps cannelés*; Lapeyronie, dans le *corps calleux*, etc.

Pour venir à des auteurs plus récents, Gall cite Sœmmering, qui dit nettement que « le cer-« veau est l'instrument exclusif de toute sensa-« tion, de toute pensée, de toute volonté[2]. » Il cite Haller, qui prouve (*prouve* est l'expression

---

1. T. II, p. 217. « Il est généralement reconnu, dit-il en-« core, que le cerveau est l'organe particulier de l'âme. » T. II, p. 14.

2. Gall, t. II, p. 221.

même dont se sert Gall) que « la sensation n'a pas
« lieu dans l'endroit où un objet touche le nerf,
« dans l'endroit où l'impression a lieu, mais dans
« le cerveau [1]; » et il aurait pu en citer beaucoup
d'autres.

Cabanis n'écrivait-il pas avant Gall? Et Cabanis n'a-t-il pas dit : « Pour se faire une idée juste
« des opérations dont résulte la pensée, il faut
« considérer le cerveau comme un organe parti-
« culier, destiné spécialement à la produire, de
« même que l'estomac et les intestins à opérer
« la digestion, le foie à filtrer la bile, etc. [2]? »
proposition outrée jusqu'au ridicule, mais enfin
qui n'est que la proposition même de Gall, sauf
l'exagération dans les termes.

Sœmmering et Cuvier cherchaient avant Gall,
dans l'anatomie comparée des diverses classes,
les rapports du développement du cerveau avec
les développements de l'intelligence. Cuvier écrivait cette phrase remarquable : « La proportion
« du cerveau avec la moelle allongée, propor-
« tion qui est plus à l'avantage du cerveau dans
« l'homme que dans tous les autres animaux, est
« un très bon indicateur de la perfection de l'in-

1. Gall, t. II, p. 222. Haller, *Elementa physiologiæ*, etc.,
t. IV, p. 304 ; Sensus præterea sedem in cerebro esse, atque
ad cerebrum per nervos mandari, alia sunt quæ ostendunt....
2. *Rapports du physique et du moral de l'homme*, IIᵉ mémoire, § VII.

« telligence, parce que c'est le meilleur indice
« de la prééminence que l'organe de la réflexion
« conserve sur ceux des sens extérieurs[1]; » et cette
autre phrase plus remarquable encore : « L'in-
« telligence, dans les animaux, paraît d'autant
« plus grande que les hémisphères sont plus vo-
« lumineux[2]. »

Gall s'élève surtout contre Bichat, qui a dit :
« C'est toujours sur la vie organique, et non sur
« la vie animale que les passions portent leur in-
« fluence : aussi tout ce qui sert à les peindre se
« rapporte-t-il à la première et non à la seconde.
« Le geste, expression muette du sentiment et de
« l'entendement, en est une preuve remarqua-
« ble : si nous indiquons quelques phénomènes
« intellectuels relatifs à la mémoire, à l'imagina-
« tion, à la perception, au jugement, etc., la
« main se porte involontairement sur la tête :
« voulons-nous exprimer l'amour, la joie, la tris-
« tesse, la haine, c'est sur la région du cœur, de
« l'estomac, des intestins, qu'elle se dirige[3]. »

Il y aurait sans doute, dans ces paroles de
Bichat, beaucoup à reprendre. Cependant, dire
que les passions *portent leur influence* sur la vie
organique, ce n'est pas dire qu'elles y siégent.

1. *Leçons d'anatomie comparée*, t. II, p. 153.
2. *Ibid.*, p. 175.
3. *Recherches physiologiques sur la vie et la mort*, art. VI, § II.

Bichat lui-même avait déjà dit : « Toute espèce
« de sensation a son centre dans le cerveau, car
« toute sensation suppose l'impression et la per-
« ception[1]. » Et, relativement à cette distinction
(distinction qui n'a pas été assez faite) entre les
parties où siégent les passions et les parties
qu'elles affectent, Gall aurait pu trouver dans
Descartes cette remarque aussi judicieuse que
fine.

« Bien que les esprits (écrit Descartes à Leroy)
« qui ébranlent les muscles viennent du cerveau,
« il faut cependant assigner pour place aux pas-
« sions la partie du corps qui en est le plus alté-
« rée : c'est pourquoi je dirais : Le principal
« siége des passions, en tant qu'elles regardent
« le corps, est dans le cœur, parce que c'est le
« cœur qui en est le plus altéré ; mais leur place
« est dans le cerveau, en tant qu'elles affectent
« l'âme, parce que l'âme ne peut souffrir immé-
« diatement que par lui[2]. »

Et, puisque j'en suis à citer Descartes, qui,
mieux que Descartes, a vu que l'âme ne peut
avoir dans le corps qu'un siége très circonscrit,
et que ce siége très circonscrit est dans le cerveau?

« On sait, dit-il, que ce n'est pas proprement

1. *Recherches physiologiques sur la vie et la mort*, art. VI. § II.
2. Descartes, *Lettre à Regius ou Leroy*, t. VIII, p. 515, édition de Descartes par M. Cousin.

« en tant que l'âme est dans les membres qui
« servent d'organes aux sens extérieurs que l'âme
« sent, mais en tant qu'elle est dans le cerveau,
« où elle exerce cette faculté qu'on appelle le
« sens commun [1]. »

Il dit ailleurs : « On s'étonne de ce que je ne
« reconnais point d'autre sensation que celle qui
« se fait dans le cerveau ; mais tous les médecins
« et tous les chirurgiens m'aideront, comme j'es-
« père, à le prouver, car ils savent que ceux à
« qui on a coupé depuis peu quelque membre
« pensent souvent encore sentir de la douleur
« dans les parties qu'ils n'ont plus [2]. »

Voilà donc bien, selon Descartes, l'âme qui
siége, c'est-à-dire qui *sent,* dans le cerveau, et
dans le cerveau seul. Ce qu'on va lire montre
avec quelle précision il excluait déjà les sens extérieurs de toute participation aux fonctions de
l'âme.

« J'ai fait voir, dit-il, que la grandeur, la dis-
« tance et la figure ne s'aperçoivent que par le
« raisonnement, en les déduisant les unes des
« autres [3]. »

---

1. T. V, p. 34. « Je remarque, dit-il encore, que l'esprit ne
« reçoit pas l'impression de toutes les parties du corps, mais
« seulement du cerveau. » T. I, p. 344.
2. T. VI, p. 347.
3. T. II, p. 357.

« Je ne puis demeurer d'accord, dit-il encore,
« de ce qu'on avance, à savoir, que cette erreur
« (il s'agit de l'erreur causée par un bâton qui
« paraît rompu dans l'eau) n'est point corrigée
« par l'entendement, mais par l'attouchement;
« car, ajoute-t-il, bien que ce sens nous fasse ju-
« ger qu'un bâton est droit..., néanmoins cela
« ne suffit pas pour corriger l'erreur de la vue;
« mais, outre cela, il est besoin que nous ayons
« quelque raison qui nous enseigne que nous de-
« vons, en cette rencontre, nous fier plutôt au
« jugement que nous faisons ensuite de l'attou-
« chement qu'à celui où semble nous porter le
« sens de la vue : laquelle raison ne peut être
« attribuée au sens, mais au seul entendement;
« et, partant, dans cet exemple même, c'est l'en-
« tendement seul qui corrige l'erreur du sens[1]. »

Le cerveau est donc le siége exclusif de l'âme;
et tout ce qui est de la sensation, jusqu'aux opérations mêmes qui paraissent le plus dépendre du
simple sens externe, est fonction de l'âme.

Gall se rejette sur Condillac, qui, bien moins

---

1. T. II, p. 358. « Les corps mêmes ne sont pas propre-
« ment connus par les sens, mais par le seul entendement;
« et ne sont pas connus de ce qu'ils sont vûs ou touchés,
« mais seulement de ce qu'ils sont entendus, ou bien compris
« par la pensée. » T. I, p. 262. — « Je comprends par la
« seule puissance de juger, qui réside en mon esprit, ce que
« je croyais voir de mes yeux. » T. I, p. 259.

rigoureux en cela que Descartes, dit que « toutes
« nos facultés viennent des sens[1]. » Mais, lorsque
Condillac parle ainsi, il parle évidemment par
ellipse, car il ajoute aussitôt ces paroles : « Les
« sens ne sont que cause occasionnelle. Ils ne
« sentent pas, c'est l'âme seule qui sent à l'occa-
« sion des organes[2]. »

Or, si c'est l'âme seule qui *sent,* à plus forte
raison est-ce l'âme seule qui *se souvient,* qui
juge, qui *imagine,* etc. La *mémoire,* le *jugement,*
l'*imagination,* etc., en un mot, toutes nos facultés sont donc de l'âme, viennent donc de l'âme,
et non pas des sens.

Nul philosophe n'a exagéré plus qu'Helvétius
l'influence des sens sur l'intelligence. Eh bien,
Helvétius a dit : « De quelque manière qu'on in-
« terroge l'expérience, elle répond toujours que
« la plus ou moins grande supériorité des esprits
« est indépendante de la plus ou moins grande
« perfection des sens[3]. »

Mais je laisse Helvétius et Condillac, et je re-
viens à Descartes, à Willis, à Lapeyronie, à Hal-

---

1. « Le principal objet de cet ouvrage, dit-il, est de faire
« voir comment toutes nos connaissances et toutes nos fa-
« cultés viennent des sens. » *Traité des sensations,* préam-
bule de l'*Extrait raisonné.*

2. *Ibid.*

3. *De l'homme, de ses facultés intellectuelles,* etc., t. I, p. 186
Liége, 1774.

ler, à Sœmmering, à Cuvier, etc. Tous ont vu,
tous ont dit que le cerveau est le siége de l'âme,
et qu'il l'est à l'exclusion des sens. La proposition que le cerveau est le siége exclusif de l'âme
n'est donc pas neuve, n'est donc pas de Gall; elle
était dans la science avant qu'eût paru sa doctrine.

Le mérite de Gall, et ceci même n'est pas un
médiocre mérite, est d'en avoir mieux compris
qu'aucun de ceux qui l'avaient précédé toute
l'importance, et de s'être dévoué à la démontrer.
Elle était dans la science avant Gall; on peut dire
que depuis Gall elle y règne. Prenant chaque
sens en particulier, il les exclut tous, l'un après
l'autre, de toute participation immédiate aux
fonctions de l'intelligence[1]. Loin de se développer en raison directe de l'intelligence, la plupart
se développent en raison inverse. Le goût, l'o-
dorat, sont plus développés dans le quadrupède
que dans l'homme; la vue, l'ouïe, le sont plus
dans l'oiseau que dans le quadrupède. Le cerveau
seul se développe partout en raison de l'intelligence. La perte d'un sens n'entraîne point la
perte de l'intelligence. Elle survit au sens de la

[1]. Il sépare très bien les sens de l'intelligence; mais, comme
on le verra plus loin, il donne à chaque sens tous les attributs
de l'intelligence. Il échappe à une erreur pour tomber dans
une autre.

vue, à celui de l'ouïe ; elle survivrait à tous. Il
suffit d'interrompre la communication d'un sens
quelconque avec le cerveau, pour que ce sens
soit perdu. La seule compression du cerveau, qui
abolit l'intelligence, les abolit tous. Loin donc
d'être organes de l'intelligence, les organes des
sens ne sont même organes des sens, ils n'exer-
cent ces fonctions mêmes d'organes des sens que
par l'intelligence, et cette intelligence ne réside
que dans le cerveau.

Le cerveau seul est donc l'organe de l'âme.
Mais cet organe de l'âme, est-ce le cerveau tout
entier, le cerveau pris en masse? Gall l'a cru ; et
Spurzheim, à l'exemple de Gall ; et tous les phrénologistes venus ensuite, à l'exemple de Gall et
de Spurzheim.

Et pourtant, il n'en est rien. Si l'on enlève le
cervelet à un animal, il ne perd que ses mouvements de locomotion ; si l'on enlève ses tubercules quadrijumeaux, il ne perd que la vue ; si
l'on détruit sa moelle allongée, il perd ses mouvements de respiration, et, par suite, la vie[1].
Aucune de ces parties, le cervelet, les tubercules
quadrijumeaux, la moelle allongée, n'est donc
organe de l'intelligence.

1. Voyez mes *Recherches expérimentales sur les propriétés et
les fonctions du système nerveux*, seconde édition. Paris, 1842.

Le cerveau proprement dit seul l'est. Si l'on enlève, sur un animal, le cerveau proprement dit, ou les hémisphères, il perd aussitôt l'intelligence, et ne perd que l'intelligence[1].

Le cerveau pris en masse, l'*encéphale,* est donc un organe multiple ; et cet organe multiple se compose de quatre organes particuliers : le cervelet, siége du principe qui règle les mouvements de locomotion ; les tubercules quadrijumeaux, siége du principe qui anime le sens de la vue ; la moelle allongée, siége du principe qui détermine les mouvements de respiration ; et le cerveau proprement dit, siége, et siége exclusif de l'intelligence[2].

Lors donc que les phrénologistes placent indifféremment les facultés intellectuelles et morales dans le cerveau pris en masse, les phrénologistes se trompent. Ni le cervelet, ni les tubercules quadrijumeaux, ni la moelle allongée ne peuvent être pris pour siéges de ces facultés. Toutes ces facultés résident exclusivement dans le cerveau proprement dit ou les hémisphères.

La question du siége précis de l'intelligence a donc grandement changé depuis Gall. Gall croyait que l'intelligence résidait indifféremment dans

1. Voyez mes *Recherches expérimentales sur les propriétés et les fonctions du système nerveux.*
  2. *Ibid.*

tout l'encéphale; et j'ai prouvé qu'elle ne réside que dans les seuls hémisphères.

Aussi, n'est-ce pas l'encéphale, pris en masse, qui se développe en raison de l'intelligence : ce sont les seuls hémisphères. Les mammifères sont les animaux qui ont le plus d'intelligence; ils ont, toute proportion gardée, les hémisphères les plus volumineux. Les oiseaux sont les animaux qui ont le plus de force de mouvement; ils ont, toute proportion gardée, le cervelet le plus grand; les reptiles sont les animaux les plus lents, les plus apathiques, ils ont le cervelet le plus petit, etc.

Tout le prouve donc : l'encéphale, pris en masse, est un organe multiple, à fonctions multiples, à parties diverses, destinées, les unes, aux mouvements de locomotion, les autres, aux mouvements de respiration, etc., et dont une seule, le cerveau proprement dit, est destinée à l'intelligence.

Or, cela posé, le cerveau tout entier ne peut plus évidemment être partagé, comme le partagent les phrénologistes, par petits organes, dont chacun loge une faculté intellectuelle distincte, car le cerveau tout entier ne sert pas à l'intelligence. Les hémisphères seuls servent à l'intelligence; et, par conséquent, la question de savoir si l'organe, siége de l'intelligence, peut être par-.

tagé en plusieurs organes, est une question qui ne concerne plus que les seuls hémisphères.

Gall prétend, et c'est ici la seconde proposition fondamentale de sa doctrine, que le cerveau se partage en plusieurs organes, dont chacun loge une faculté particulière de l'âme. Il entendait, par le mot *cerveau*, le cerveau tout entier, et il se trompait. Réduisons sa proposition aux seuls hémisphères, et nous verrons qu'il se trompe encore.

Mes expériences l'ont montré : on peut retrancher, soit par devant, soit par derrière, soit par en haut, soit par côté, une portion assez étendue des hémisphères cérébraux, sans que l'intelligence soit perdue. Une portion assez restreinte de ces hémisphères suffit donc à l'exercice de l'intelligence [1].

D'un autre côté, à mesure que ce retranchement s'opère, l'intelligence s'affaiblit et s'éteint graduellement ; et, passé certaines limites, elle est tout à fait éteinte. Les hémisphères cérébraux concourent donc par tout leur ensemble à l'exercice plein et entier de l'intelligence [2].

Enfin, dès qu'une sensation est perdue, toutes

1. Voyez mes *Recherches expérimentales sur les propriétés et les fonctions du système nerveux.*

2. *Ibid.*

le sont; dès qu'une faculté disparaît, toutes disparaissent. Il n'y a donc pas des siéges divers
pour les diverses facultés, ni pour les diverses
sensations. La faculté de sentir, de juger, de vouloir une chose, réside dans le même lieu que celle
d'en sentir, d'en juger, d'en vouloir une autre;
et, conséquemment, cette faculté, essentiellement
une, réside essentiellement dans un seul organe [1].

L'intelligence est donc une.

Avec Gall, il y a autant d'intelligences particulières que de facultés distinctes. Chaque faculté, selon Gall, a sa perception, sa mémoire,
son jugement, sa volonté, etc., c'est-à-dire tous
les attributs de l'intelligence proprement dite [2].

« Toutes les facultés intellectuelles sont douées,
« dit-il, de la faculté perceptive, d'attention, de
« souvenir, de mémoire, de jugement et d'imagi-
« nation [3]. »

---

1. Voyez mes *Recherches expérimentales sur les propriétés et
les fonctions du système nerveux.*

2. « De ce que je viens de dire, il résulte clairement que la
« faculté aperceptive, la faculté du souvenir et la mémoire, ne
« sont que des attributs communs aux facultés fondamenta-
« les... » Gall, t. IV, p. 319. « Tout ce que je viens de dire
« est applicable aussi au jugement et à l'imagination, etc. »
Ibid., p. 325. « Les sentiments et les penchants ont aussi leur
« jugement, leur imagination, leur souvenir et leur mé-
« moire... » *Ibid.*, p. 327.

3. *Ibid.*, p. 328.

Ainsi donc chaque faculté perçoit, se souvient, juge, imagine, compare, crée : c'est peu, chaque faculté *raisonne*. « Toutes les fois, dit Gall, qu'une « faculté compare et juge les rapports d'idées ana- « logues ou disparates, il y a comparaison, il y a « jugement : une suite de comparaisons et de ju- « gements constitue le raisonnement [1], etc. »

Chaque faculté est donc une intelligence ; et Gall le dit expressément : « Il y a, dit-il, autant « de différentes espèces d'intellect ou d'entende- « ment qu'il y a de facultés distinctes [2]. » « Toute « faculté particulière, dit-il encore, est intellect « ou intelligence... Chaque *intelligence indivi-* « *duelle* (le mot est clair) a son organe propre [3]. »

Mais avec toutes ces *espèces d'intellects,* avec toutes ces *intelligences individuelles*, que sera l'intelligence générale et proprement dite ? Ce sera, comme vous voudrez, ou un *attribut* de chaque faculté [4], ou *l'expression collective* de toutes les facultés, ou même le simple *résultat* de leur action commune et simultanée [5] ; en un mot,

1. Gall, t. IV, p. 327.
2. *Ibid.*, p. 339.
3. *Ibid.*, p. 341.
4. « La *faculté intellectuelle* et toutes ses sous-divisions, tel- « les que la perception, le souvenir, la mémoire, le jugement, « l'imagination, etc., ne sont pas des facultés fondamentales, « mais seulement leurs attributs généraux. » Gall, t. IV, p. 327.
5. « La raison, dit Gall, est le résultat de l'action simulta-

ce ne sera plus cette faculté, positive et une, que nous entendons, que nous concevons, que nous sentons tous en nous-mêmes, quand nous prononçons le mot *âme* ou *intelligence*.

Et c'est là tout l'esprit de la psychologie de Gall. A l'intelligence, faculté essentiellement une, il substitue une multitude de petites intelligences ou de facultés distinctes et isolées. Et comme ces facultés, qu'il fait jouer à son gré, qu'il multiplie autant qu'il veut[1], lui paraissent expliquer quelques phénomènes que n'explique pas bien la philosophie ordinaire, il triomphe.

Il ne voit pas qu'une explication qui n'est que de mots se prête à tout. Du temps de Malebranche, on expliquait tout avec les *esprits animaux;* Barthez expliquait tout avec son *principe vital,* etc.

« Ceci explique, dit Gall, comment le même
« homme peut avoir un jugement prompt et sûr
« relativement à certains objets, et être imbécile
« relativement à d'autres; comment il peut avoir
« l'imagination la plus vive et la plus féconde
« pour tel genre d'objets, et être glacé, stérile,
« pour tel autre[2]. »

« née de toutes les facultés intellectuelles. » *Ibid.,* p. 341.

1. Gall compte vingt-sept de ces facultés; Spurzheim en compte trente-cinq, etc.

2. Gall, t. IV, p. 325.

« Donnez aux animaux, dit-il encore, des fa-
« cultés fondamentales, et vous avez le chien qui
« chasse avec passion, la belette qui étrangle les
« poules avec fureur, le rossignol qui chante à
« côté de sa femelle avec passion [1], etc. »

Eh! sans doute. Mais quelle philosophie que
celle qui croit expliquer un fait par un mot! Vous
remarquez tel penchant dans un animal, tel goût,
tel talent, dans un homme : vite, une faculté
particulière pour chacune de ces choses ; et vous
croyez avoir tout fait. Vous vous trompez ; votre
faculté n'est qu'un mot ; c'est le nom du fait, et
toute la difficulté reste.

Et, d'ailleurs, vous ne parlez que des faits que
vous croyez expliquer ; vous ne parlez pas de
ceux que vous rendez inexplicables. Vous ne dites
rien de *l'unité* de l'intelligence, de *l'unité du
moi,* ou vous la niez. Mais l'unité de l'intelligence, *l'unité du moi,* est un fait de sens intime ;
et le sens intime est plus fort que toutes les phi-
losophies.

Gall parle toujours d'observation, et lui-même
était, en son genre, un observateur plein de fi-
nesse. Mais, à suivre l'observation, il faut la suivre jusqu'au bout, il faut accepter tout ce qu'elle
donne ; et l'observation donne partout, montre

1. Gall, t. IV, p. 330.

partout, et par-dessus tout, l'unité de l'intelligence, *l'unité du moi.*

La philosophie de Gall ne consiste qu'à trans-
former en *intelligences particulières* chacun des
modes[1] de l'intelligence proprement dite.

« On veut, disait déjà Descartes, qu'il y ait en
« nous autant de facultés qu'il y a de vérités à
« connaître.... Mais je ne crois point qu'on puisse
« tirer aucune utilité de cette façon de penser;
« et il me semble plutôt qu'elle peut nuire, en
« donnant sujet aux ignorants d'imaginer autant
« de diverses petites entités en notre âme[2]. »

On pense bien que Gall, qui ne voit dans le
mot intelligence qu'un mot abstrait exprimant la
somme de nos facultés intellectuelles, ne voit
aussi, dans le mot volonté, qu'un mot abstrait
exprimant la somme de nos facultés morales.

Il avait défini la *raison :* « le résultat de l'ac-
« tion simultanée de toutes les facultés intellec-
« tuelles[3]; » il définit de même la *volonté :* « le
« résultat de l'action simultanée des facultés in-

1. « Je trouve en moi, dit Descartes, *diverses facultés* de
« penser, qui ont chacune leur manière particulière..., d'où je
« conçois qu'elles sont distinctes de moi, comme les modes le
« sont des choses. » T. I, p. 332.
2. T. VIII, p. 169.
3. Gall, t. IV, p. 341.

« tellectuelles supérieures[1]. » Et toujours Gall se trompe : la *raison*, la *volonté*, ne sont pas des *résultats*, ce sont des *forces*, et les *forces primitives* de la pensée.

Gall définit tout aussi singulièrement la *liberté morale*, ou le *libre arbitre*.

« La liberté morale, dit-il, n'est autre chose « que la faculté d'*être déterminé* et de se déter- « miner par des motifs[2]. » Point du tout : la *liberté* est précisément le pouvoir de se déterminer contre tout motif. Locke définit très bien la liberté, *puissance : être déterminé, se laisser dé- terminer, c'est obéir.*

Gall dit encore : « La liberté illimitée suppose « que l'homme se gouverne non-seulement indé- « pendamment de toute loi, mais qu'il se crée « sa propre nature[3]. » Nullement : cela suppose qu'il peut choisir ; et, en effet, il choisit.

Gall dit enfin : « Tout phénomène, tel que « celui d'une liberté absolue, serait un phéno- « mène qui aurait lieu sans cause[4]. » Pourquoi sans cause ? La cause est dans la force de choisir, et cette force est un fait.

Toute la doctrine de Gall est une suite d'er-

1. *Ibid.*, p. 341.
2. T. II, p. 100.
3. Gall, t. II. p. 97.
4. *Ibid.*, p. 97.

reurs qui se pressent et s'accumulent. Il veut que
la partie du cerveau dans laquelle siége l'intelligence se partage en plusieurs petits organes, distincts les uns des autres : erreur physiologique ;
il nie l'unité de l'intelligence, il veut que la volonté, que la raison, ne soient que des résultats :
erreurs psychologiques ; il ne voit, dans le libre
arbitre, qu'une déterminaison forcée[1], et par
conséquent encore qu'un résultat : erreur morale.

La liberté de l'homme est une *faculté positive,*
et non le simple résultat passif de la prépon-
dérance d'un *motif* sur un autre *motif,* d'un *or-*
gane sur un autre *organe*[2].

La raison, la volonté, la liberté sont donc,
contrairement à toute la doctrine de Gall, des
facultés positives, des *forces actives,* ou, plutôt,
elles sont l'intelligence même. La raison, la volonté, la liberté ne sont que l'intelligence qui
conçoit, qui *veut,* qui *choisit,* qui *délibère*[3].

Le sens intime, qui se sent un, se sent libre.

---

1. « C'est une loi de la liberté morale, que l'homme soit
« toujours déterminé et qu'il se détermine par les motifs les
« plus nombreux et les plus puissants. » T. II, p. 137.

2. « Mais un organe peut agir avec plus d'énergie et fournir
« un motif plus puissant.... » T. II, p. 104.

3. « Il n'y a personne qui, se regardant soi-même, ne res-

Et vous remarquerez que ces deux grands faits que donne le sens intime, savoir, l'*unité* de *l'intelligence* et la *puissance positive* du franc arbitre, sont précisément les deux premiers faits que la philosophie de Gall dénie.

Et, remarquez-le bien encore, s'il est quelque chose en nous qui soit de sens intime, c'est, évidemment et par excellence, le sentiment de l'unité du *moi ;* c'est plus encore, peut-être, le sentiment de la liberté morale.

L'homme n'est une force morale que parce qu'il est une force libre. Toute philosophie qui entreprend sur la liberté de l'homme entreprend donc, sans qu'elle s'en aperçoive, sur la morale même. L'homme est donc libre ; et, comme il n'est moral que parce qu'il est libre, il semble que sa liberté soit aussi la seule puissance de son âme dont la Providence ait voulu lui dérober les bornes.

« Ce qui est ici bien remarquable, dit Des-
« cartes, est que, de toutes les choses qui sont en
« moi, il n'y en a aucune si parfaite et si grande,
« que je ne reconnaisse bien qu'elle pourrait être

« sente et n'expérimente que la volonté et la liberté ne sont
« qu'une même chose, ou plutôt qu'il n'y a point de différence
« entre ce qui est volontaire et ce qui est libre. » Descartes, t. I,
p. 496.

« plus grande et plus parfaite ; car, par exemple,
« si je considère la faculté de concevoir, qui est
« en moi, je trouve qu'elle est d'une fort petite
« étendue, et grandement limitée... En même
« façon, si j'examine la mémoire et l'imagination,
« ou quelque autre faculté qui soit en moi, je
« n'en trouve aucune qui ne soit très petite et
« très bornée... Il n'y a que la volonté seule ou
« la seule liberté du franc arbitre que j'expéri-
« mente en moi être si grande, que je ne conçois
« pas l'idée d'une autre plus ample et plus éten-
« due[1]. »

1. Descartes, t. I, p. 299. « Il nous est toujours possible de
« nous empêcher de poursuivre un bien qui nous est clairement
« connu, pourvu que nous pensions que c'est un bien de té-
« moigner par là notre franc arbitre. » Descartes, t. VI, p. 133.
« — La grandeur de la liberté consiste dans le grand usage de
« la puissance positive que nous avons de suivre le pire, encore
« que nous connaissions le meilleur. » *Ibid.*, p. 135.

II.

GALL.

—

DES FACULTÉS.

Toute la philosophie de Gall consiste à substituer la *multiplicité* à l'*unité*. A un cerveau, général et un[1], il substitue plusieurs petits cerveaux ; à une intelligence, générale et une, il substitue plusieurs *intelligences individuelles*[2].

Ces prétendues *intelligences individuelles* sont les *facultés*.

Or, Gall admet vingt-sept de ces facultés, chacune desquelles (puisque chacune est une intelligence propre) a sa faculté perceptive, sa mémoire, son jugement, son imagination, et le reste[3].

1. Il ne s'agit ici que du cerveau proprement dit (*lobes* ou *hémisphères cérébraux*). Le reste de l'encéphale ne sert pas à l'intelligence. Voy. le précédent article, p. 16 et suiv.

2. *Intelligences individuelles :* expression de Gall. « Chaque intelligence individuelle a son organe propre. » T. IV, p. 341.

3. Les instincts mêmes, selon Gall, ont leur mémoire, leur imagination, etc. « L'instinct de la propagation, celui de

2.

Il y a donc vingt - sept facultés perceptives,
vingt-sept mémoires, vingt-sept jugements, vingt-
sept imaginations, etc.

Car, si l'on en croit Gall, chaque attribut n'est
pas moins distinct que chaque faculté. La mémoire, le jugement, l'imagination, etc., d'une
faculté ne sont pas la mémoire, le jugement,
l'imagination d'une autre.

« Le sens des nombres, dit-il, a un jugement
« pour les rapports des nombres : le sens des
« arts, un jugement pour les ouvrages de l'art;
« mais, où la faculté fondamentale manque, le
« jugement relatif aux objets de cette faculté doit
« nécessairement manquer aussi [1]. »

Il dit encore : « Il est impossible qu'un indi-
« vidu ait de l'imagination et du jugement pour
« des objets pour lesquels la nature lui a refusé
« la faculté fondamentale [2]. »

Ainsi donc, point de doute : il y a vingt-sept
facultés ; et, puisqu'il y a vingt-sept *facultés,* il

« l'amour de la progéniture, l'orgueil, la vanité, ont, sans
« contredit, leur faculté perceptive, leur souvenir, leur mé-
« moire, leur jugement, leur imagination, leur attention pro-
« pre. » T. IV, p. 331. « Les penchants, les sentiments ont
« aussi leur jugement, leur goût, leur imagination, leur sou-
« venir et leur mémoire. » *Ibid.*, p. 344.

1. Gall, t. IV, p. 325.
2. *Ibid.*

y a vingt-sept mémoires, vingt-sept jugements,
vingt-sept imaginations, etc.

En un mot, plus d'intelligence générale, et
vingt-sept intelligences particulières, avec trois
ou quatre fois vingt-sept attributs distincts pour
chacune : voilà toute la psychologie de Gall.

Poursuivons. Les vingt-sept facultés de Gall
sont : l'instinct de la propagation, l'amour de la
progéniture, l'instinct de la défense de soi—
même, l'instinct carnassier, le sentiment de la
propriété, l'amitié, la ruse, l'orgueil, la vanité,
la circonspection, la mémoire des choses, la mémoire des mots, le sens des localités, le sens des
personnes, le sens du langage, le sens des rapports des couleurs, le sens des rapports des
sons, le sens des rapports des nombres, le sens
de la mécanique, la sagacité comparative, l'esprit
métaphysique, l'esprit caustique, le talent poéti-
que, la bienveillance, la mimique, le sens de la
religion, la fermeté.

Gall dit que ces facultés sont innées[1]; et cette
assertion ne sera sûrement pas contestée.

Locke, qui a si fortement combattu (et beaucoup trop, sans doute) les idées innées, n'a jamais

1. Voyez surtout le t. II, à la p. 5.

nié *l'innéité* de nos facultés. Il les pose toujours comme *naturelles*, c'est-à-dire *innées*[1].

Condillac lui-même, qui reproche à Locke d'avoir regardé les facultés de l'âme *comme quelque chose d'inné*, Condillac, lorsqu'il fait ce reproche à Locke, confond les *facultés de l'âme* avec les *opérations de l'âme*[2].

Or, ce qui est très vrai des *opérations de l'âme* ne l'est pas de ses *facultés*. Toutes les facultés de l'âme sont innées et contemporaines, car elles ne sont toutes que des modes de l'âme, car elles ne sont toutes que l'âme même considérée sous divers aspects. Mais les opérations de l'âme se succèdent et se génèrent. Pour qu'il y ait mémoire, il faut qu'il y ait eu perception ; pour qu'il y ait jugement, il faut qu'il y ait souvenir ; pour qu'il y ait volonté, il faut qu'il y ait eu jugement, etc.

---

1. « Si j'avais affaire, dit-il, à des lecteurs dégagés de tout « préjugé, je n'aurais, pour les convaincre de cette supposition « (la supposition des idées innées), qu'à leur montrer que les « hommes peuvent acquérir toutes les connaissances qu'ils ont « par le simple usage de leurs *facultés naturelles.* » *Essai philosophique sur l'entendement humain*, liv. I, chap. I.

2. « Locke se contente, dit-il, de reconnaître que l'âme « aperçoit, doute, croit, raisonne, connaît, veut, réfléchit ; que « nous sommes convaincus de l'existence de ces *opérations....*; « mais il paraît les avoir regardées comme quelque chose « d'inné. » Il avait dit, quelques phrases plus haut : « Nous « verrons que *toutes les facultés de l'âme* lui ont paru des qua-« lités innées. » *Traité des sensations* (Extrait raisonné).

Après avoir dit que les .facultés sont *innées,* Gall dit qu'elles sont *indépendantes* [1] .

Et si, par *indépendant*, il entend *distinct*, rien encore de moins contestable.

Mais si, par ce mot *indépendant*, il entend (comme il l'entend en effet) que chaque faculté est une intelligence propre, la question change et la difficulté commence.

Car, si chaque faculté est une intelligence propre, il y a donc autant d'intelligences que de facultés; l'intelligence n'est donc pas une; le moi n'est donc pas un. Je sais bien que cela même est précisément ce que veut Gall : il le dit et le redit partout dans son livre; il le dit, mais il ne le prouve pas. Eh! comment le prouverait-il? Prouve-t-on contre le sens intime?

« Je remarque ici premièrement, dit Descartes, « qu'il y a une grande différence entre l'esprit et « le corps, en ce que le corps, de sa nature, est « toujours divisible, et que l'esprit est entière- « ment indivisible. Car, en effet, quand je le con- « sidère, c'est-à-dire que je me considère moi- « même, en tant seulement que je suis une chose « qui pense, je ne puis distinguer en moi aucunes « parties, mais je connais et conçois fort claire-

1. Voyez surtout le t. III, à la p. 81.

« ment que je suis une chose absolument une et
« entière[1]. »

Gall renverse la philosophie ordinaire ; et,
chose qu'il faut bien finir par faire remarquer, sa
philosophie, qu'il croit si neuve[2], n'est, à la lettre, que ce renversement même. Dans la philosophie ordinaire il y a une intelligence générale
et une, et des facultés qui ne sont que des modes
de cette intelligence. Selon Gall, il y a autant
d'intelligences particulières que de facultés, et
l'intelligence générale n'est plus qu'un mode,
qu'un attribut de chaque faculté. Il le dit en termes exprès :

« La faculté intellectuelle, dit-il, et toutes ses
« sous-divisions, telles que la perception, le sou-
« venir, la mémoire, le jugement, l'imagination,
« ne sont pas des facultés fondamentales, mais
« seulement leurs attributs généraux[3]. »

Gall renverse la philosophie ordinaire, et puis
il veut que toutes les conséquences de la philosophie ordinaire subsistent.

1. T. I, p. 343.
2. « A présent, dit-il, je puis me flatter que le lecteur sera
« suffisamment préparé pour une toute nouvelle philosophie,
« qui découle immédiatement des forces fondamentales. »
T. III, p. XI.
3. T. IV, p. 327.

Il supprime le *moi*, et il veut qu'il y ait une âme. Il supprime le *libre arbitre*, et il veut qu'il y ait une morale. Il ne fait de l'idée de Dieu qu'une idée relative et conditionnelle, et il veut qu'il puisse y avoir une religion.

Il supprime le moi. Car le moi est l'âme ; l'âme est l'intelligence générale et une ; et, s'il n'y a plus d'intelligence générale, il n'y a donc plus d'âme.

Il n'y a de réel et de positif, selon Gall, que les *facultés*.

Aussi ces *facultés* seules ont-elles des organes. « Aucun de mes devanciers, dit-il, n'a connu ces « forces qui seules sont les fonctions d'organes « cérébraux particuliers [1]. »

Par la raison contraire, ni la volonté, ni la raison, ni l'entendement n'ont d'organes. Car ce ne sont pas des forces ; ce ne sont que des noms collectifs, des mots.

« Ces observations suffiront, dit Gall, pour « faire comprendre au lecteur qu'il ne peut pas « exister d'organe particulier de la volonté ou du « libre arbitre [2]. »

1. T. IV, p. 319.
2. T. IV, p. 341.

Il ajoute : « Il peut exister tout aussi peu un « organe particulier de la raison [1]. »

Il dit enfin : « Il résulte encore de tout ce que « je viens de dire qu'un organe de l'intellect ou « de l'entendement est tout aussi inadmissible « qu'un organe de l'instinct[2]. »

Il n'y a donc que les facultés. Et ces facultés sont, selon Gall, si distinctes, qu'il donne à chacune un cerveau particulier, un organe à part[3]. Il divise l'intelligence par petites intelligences.

Descartes avait dit : « Nous ne concevons au- « cun corps que comme divisible, au lieu que « l'esprit ou l'âme de l'homme ne se peut conce- « voir que comme indivisible ; car, en effet, nous « ne saurions concevoir la moitié d'aucune âme[4].» Gall n'en tient compte : il fait des moitiés d'âme. Il retranche, il ajoute des facultés comme il lui convient. Des limites matérielles séparent ces facultés. Il va jusqu'à dire que telle ou telle faculté agit plus ou moins facilement sur telle ou telle autre, selon que le siége de l'une est plus ou moins voisin du siége de l'autre.

1. T. IV, p. 341.
2. *Ibid.*, p. 339.
3. « Chaque intelligence individuelle a son organe propre. » T. IV, p. 341.
4. T. I, p. 230.

« Comme l'organe des arts, dit-il, est *placé loin*
« de l'organe du sens des couleurs, cette circon-
« stance explique pourquoi les peintres d'histoire
« ont été rarement coloristes[1]. »

Ainsi les facultés seules sont des forces ; ces
forces seules ont des organes, et ces organes qui
les séparent, les séparent assez pour que, dans
certains cas, telle ou telle faculté donnée ne puisse
plus agir sur telle ou telle autre. Il n'y a donc
plus d'unité, plus de faculté une, plus d'intelligence une ; et, s'il n'y a plus d'intelligence une,
il n'y a plus de moi ; et, s'il n'y a plus de moi, il
n'y a plus d'âme.

Gall détruit de même le libre arbitre. La volonté, la liberté, la raison, ne sont pour lui,
comme je l'ai déjà dit[2], que des *résultats*.

« Afin, dit-il, que l'homme ne se borne pas à
« désirer, pour qu'il veuille, il faut le concours
« de plusieurs facultés supérieures. Il faut que les
« motifs soient pesés, comparés et jugés. La dé-
« cision résultant de cette opération s'appelle la
« volonté[3]. »

---

1. T. IV, p. 105.
2. Voyez le précédent article.
3. T. IV, p. 340. « De toutes ces facultés résulte enfin la
décision. C'est cette décision.... qui est proprement la volonté
et le vouloir. » T. II, p. 105.

« La raison, dit-il encore, suppose une action
« concertée des facultés supérieures. C'est le ju-
« gement prononcé par les facultés intellectuelles
« supérieures [1]. »

Ainsi la volonté n'est qu'une *décision;* la raison n'est qu'un *jugement.* Les facultés *se concer-
tent.* Singulière philosophie qui substitue partout
les fictions du langage aux faits du sens intime,
et qui se paye de ces fictions !

Ou le libre arbitre est une force, ou il n'est
rien. Gall veut que le libre arbitré ne soit qu'un
résultat; Gall détruit donc le libre arbitre.

Il ne fait enfin de l'idée de Dieu qu'une idée relative et conditionnelle. Car il suppose que cette
idée vient d'un organe particulier, et il suppose
que cet organe peut manquer.

« On ne peut douter, dit Gall, que l'espèce hu-
« maine ne soit douée d'un organe au moyen du-
« quel elle reconnaît et admire l'auteur de l'uni-
« vers [2]. »

« Il existe un Dieu, dit-il encore, parce qu'il
« existe un organe pour le connaître et pour l'a-
« dorer [3]. »

Mais il ajoute : « Le climat et d'autres cir-

1. T. IV, p. 341.
2. T. IV, p. 269.
3. T. IV, p. 271.

« constances peuvent entraver le développement
« de la partie cérébrale au moyen de laquelle
« le créateur a voulu se révéler au genre hu-
« main[1]. »

Il ajoute encore : « S'il existait un peuple dont
« l'organisation fût tout à fait défectueuse sous ce
« rapport, il serait aussi peu susceptible d'idée
« et de sentiment religieux que tout autre ani-
« mal[2]. »

Il ajoute enfin : « Il n'y a point de Dieu pour
« les êtres dont l'organisation n'est pas origi-
« nellement empreinte de facultés détermi-
« nées[3]. »

Comment! si je n'ai pas un petit organe particulier (si je ne l'ai pas, car il peut manquer), je
ne sentirai pas qu'il y a un Dieu? Eh! comment
puis-je être une intelligence qui se sente, sans
sentir Dieu? Je ne sens pas plus fortement que je
suis que je ne sens que Dieu est. « Cette idée
« (l'idée de Dieu), dit Descartes, est née et pro-
« duite avec moi, ainsi que l'est l'idée de moi-
« même[4]. »

Mon intelligence qui se sent intelligence, et se
sent effet, sent nécessairement la cause intelli-

1. *Ibid.*, p. 252.
2. *Ibid.*
3. T. IV, p. 10.
4. T. I, p. 290.

gente qui l'a produite. « C'est une chose très
« évidente, dit encore Descartes, qu'il doit y
« avoir, pour le moins, autant de réalité dans la
« cause que dans son effet ; et, partant, puisque
« je suis une chose qui pense..., quelle que soit
« enfin la cause de mon être, il faut nécessaire-
« ment avouer qu'elle est aussi une chose qui
« pense [1]. »

Je n'ai considéré, jusqu'ici, la doctrine de
Gall que sous le rapport spéculatif. Que serait-ce
si je la considérais sous le rapport pratique ?

Diderot, dans un de ses bons moments, a écrit
cette phrase bien remarquable : « La ruine de la
« liberté renverse avec elle tout ordre et toute
« police, confond le vice et la vertu, autorise
« toute infamie monstrueuse, éteint toute pudeur
« et tout remords, dégrade et défigure sans res-
« source tout le genre humain [2]. »

Rien n'étonne un phrénologiste.

« Imaginons, dit Gall, une femme dans laquelle
« l'amour de la progéniture soit peu développé....
« Si malheureusement l'organe du meurtre est
« développé en elle, faudra-t-il s'étonner que, de
« sa main... [3] ? »

1. T. I, p. 287.
2. Article *Liberté, Dictionnaire encyclopédique.*
3 T. III, p. 155. On ne peut achever de telles phrases.

L'organisation explique tout.

« Ces derniers faits nous montrent, dit Gall,
« que ce *penchant détestable* (il s'agit du *penchant*
« au meurtre) a sa source dans un vice de l'orga-
« nisation [1]. »

« Que ces hommes si glorieux, dit encore Gall,
« qui font égorger les nations par millions, sa-
« chent qu'ils n'agissent point de leur propre chef,
« que c'est la nature qui a placé dans leur cœur
« la rage de la destruction [2]. »

Eh non! ce n'est pas là ce qu'il faut *qu'ils sa-*
chent, car, grâce à Dieu, cela n'est pas. Ce qu'il
faut qu'ils sachent, ce qu'il faut leur dire, c'est
que, si la Providence a laissé à l'homme la possibilité de faire le mal, elle lui a donné aussi la
force de faire le bien. Ce qu'il faut que l'homme
sache, ce qu'il faut lui dire, c'est qu'il a une force
libre ; c'est que cette force ne doit point fléchir :
et que l'être en qui elle fléchit, sous quelque
philosophie qu'il s'abrite, est un être qui se dégrade.

Sous le nom de *facultés fondamentales,* Gall
mêle tout : les passions, les instincts, les facultés
intellectuelles. Ces *facultés,* qui sont la base de
toute sa philosophie, il ne sait pas même comment

1. T. III, p. 213.
2. T. III, p. 249.

les nommer. Il les nomme *instincts* [1], *penchants,
sens*, *mémoires*, etc. Il y a la *mémoire* ou le
sens des choses, la *mémoire* ou le *sens des personnes*, etc. Il confond l'instinct qui porte certains animaux à vivre sur les lieux élevés avec
l'orgueil, sentiment moral de l'homme [2]; l'instinct
carnassier avec le courage [3]; il croit que la conscience (la conscience qui est l'âme même qui se
juge) n'est qu'une modification d'un sens particulier, du sens de la bienveillance, etc. [4].

1 « Le nom d'instinct convient, dit-il, à toutes les forces
« fondamentales. » T. IV, p. 334. Et il ne s'aperçoit pas que
tout est opposé entre les *instincts* et l'*intelligence*. — Voyez, sur
cette opposition entre les *instincts* et l'*intelligence*, mon ouvrage
intitulé : *De l'instinct et de l'intelligence des animaux*, etc. (troisième édition).

2. Il est vrai que ce rapprochement l'étonne. — « La prédi-
« lection des animaux pour les hauteurs au physique dépen-
« dre, dit-il, des mêmes parties que l'orgueil, sentiment moral
« de l'homme ! Que le lecteur s'imagine l'étonnement où me
« mit un semblable phénomène.., » T. III, p. 311.

3. « Coexistant avec l'amour des combats, il constitue
« (l'*instinct carnassier*) le guerrier intrépide. » T. III, p. 258.
« Je connais une tête qui, quant à l'organe du meurtre, se
« rapproche de celle de Madeleine Albert et de la Bouhours,
« seulement la nature l'a exécutée sur une plus grande échelle.
« Voir souffrir est pour cet homme la plus grande jouissance ;
« qui n'aime pas le sang est méprisable à ses yeux...... »
T. III, p. 259. Encore une fois, la plume se refuse à transcrire
de pareilles choses, qui, fort heureusement, ne sont que de
pures extravagances.

4. « Il résulte de mes réflexions que la conscience n'est

L'hésitation de son esprit se montre partout.

« Je laisse au lecteur, dit-il, le soin de décider
« s'il faut appeler la qualité fondamentale, à la-
« quelle ce penchant se rapporte, sens de l'élé-
« vation, estime de soi-même, etc. [1]. »

« A proprement parler, dit-il encore, la *fer-
« meté* n'est ni un penchant, ni une faculté ; c'est
« une *manière d'être* qui donne à l'homme une
« empreinte particulière que l'on appelle le ca-
« ractère [2]. »

Enfin, il écrit cette phrase, la plus curieuse
peut-être de toutes celles qu'il a écrites, car elle
met bien dans tout son jour le peu de confiance
que lui inspire sa propre psychologie.

« Si nous sommes matérialistes, dit-il, parce
« que nous reconnaissons plusieurs facultés pri-
« mitives, nous demandons si la division ordi-
« naire des facultés de l'âme en entendement,
« volonté, attention, mémoire, jugement, imagi-
« nation, en affections et en passions, n'exprime
« qu'une faculté primitive et unique. Si l'on dit que

« autre chose qu'une modification, une affection du sens mo-
« ral. » T. IV, p. 210. « Il suit, de tout ce que je viens de
« dire sur la conscience, qu'elle ne peut nullement être con-
« sidérée comme une qualité fondamentale ; qu'elle n'est réel-
« lement qu'une affection du sens moral ou de la bienveil-
« lance. » T. IV, p. 217.

1. T. III, p. 321.
2. T. IV, p. 272.

« toutes ces facultés ne sont que des modifications
« d'une seule et même faculté, qui nous empêchera
« d'avancer la même chose des facultés que nous
« admettons [1]? »

Rien ne vous en empêche, sans doute; ou
plutôt tout vous y contraint. Il y a donc une faculté une dont toutes les autres facultés ne sont
que des modes. Vous revenez donc à la philosophie ordinaire, et par conséquent vous n'avez plus
de philosophie propre.

Le problème que s'est proposé Gall est tout à
la fois physiologique, psychologique et anato-
mique.

On a vu, dans un premier article, la *physiologie*
de Gall, et l'on a vu qu'elle est formellement démentie par l'expérience directe ; on vient de voir,
dans celui-ci, sa *psychologie,* et l'on voit qu'elle
est démentie par le sens intime. Il ne reste donc
plus qu'à examiner son *anatomie*.

1 T. II, p. 287.

III.

GALL.

___

DES ORGANES.

L'anatomie de Gall est, de sa doctrine, la partie dont on a le plus parlé, et la partie la moins connue.

En 1808, Gall lut à la première classe de l'Institut un mémoire sur l'anatomie du cerveau [1]; M. Cuvier fit un rapport sur ce mémoire. Mais, ni dans ce mémoire, ni dans ce rapport, vous ne trouverez un mot de *l'anatomie spéciale,* de *l'anatomie secrète*, de ce qu'on pourrait appeler *l'anatomie de la doctrine,* ou, en d'autres termes, et, comme on dirait aujourd'hui , de *l'anatomie phrénologique.*

___

1. *Recherches sur le système nerveux en général et sur celui du cerveau en particulier; mémoire présenté à l'Institut de France, le 14 mars 1808; suivi d'Observations sur le rapport qui en a été fait à cette compagnie par ses commissaires,* par F,-J. Gall et G. Spurzheim. Paris, 1809.

L'anatomie du mémoire de Gall n'est qu'une anatomie très ordinaire. Gall veut que les nerfs cérébraux remontent tous, sans exception, de la moelle allongée vers l'éncéphale ; il veut que la *matière grise* produise la *matière blanche ;* il divise les fibres du cerveau en *divergentes* et *convergentes ;* il suppose que chaque circonvolution de cet organe, au lieu d'être une masse pleine et solide, comme on le croit généralement, n'est qu'un *pli*[1] des fibres nerveuses ou médullaires, etc., etc.

Telles sont les questions discutées par Gall ; et l'on voit assez que, quelque parti qu'on prenne sur ces questions, sa doctrine ne saurait assurément ni rien y gagner, ni rien y perdre.

Que tel ou tel nerf *remonte* ou *descende ;* que la *matière blanche* soit produite par la *matière grise*, ou qu'il n'en soit rien ; que telle ou telle fibre du cerveau *sorte* ou *rentre, diverge* ou *converge*, etc., etc., la doctrine de la *pluralité des cerveaux*, la doctrine des *intelligences individuelles* n'en sera très évidemment ni plus ni moins certaine, ni plus ni moins douteuse[2].

---

1. « La membrane nerveuse du cerveau forme ces plis que « l'on appelle les circonvolutions. » *Anatomie et physiologie du système nerveux*, etc., t. III, p. 82.

2. Spurzheim dit avec raison : « Que la direction des fibres « soit connue, qu'on sache que leur consistance est plus ou

« Il est essentiel de répéter, disait déjà M. Cu-
« vier dans son rapport, il est essentiel de répé-
« ter, ne fût-ce que pour l'instruction du public,
« que les questions anatomiques dont nous ve-
« nons de nous occuper n'ont point de liaison
« immédiate et nécessaire avec la doctrine phy-
« siologique enseignée par M. Gall sur les fonc-
« tions et sur le volume relatif des diverses par-
« ties du cerveau, et que tout ce que nous avons
« examiné touchant la structure de l'encéphale
« pourrait également être vrai ou faux, sans qu'il
« y eût la moindre chose à en conclure pour ou
« contre cette doctrine [1]. »

Il ne faut pas se méprendre sur le vrai point de
la question. La doctrine de Gall veut une chose,
et n'en veut qu'une, savoir : la *pluralité des intelligences et des cerveaux* [2]. C'est là ce qui la con-

---

« moins grande, leur couleur plus ou moins blanche, leur lon-
« gueur ou grosseur plus ou moins considérables, etc. ; qu'en
« peut-on conclure sur leurs fonctions? Rien du tout. » *Observations sur la phrénologie, ou la connaissance de l'homme
moral et intellectuel fondée sur les fonctions du système nerveux*, p. 83. Paris, 1818.

1. *Rapport sur un mémoire de MM. Gall et Spurzheim,
relatif à l'anatomie du cerveau*, séances des 25 avril et 2 mai
1808.

2. « La détermination des forces fondamentales et du siége
« de leurs organes est ce qu'il y a de plus nouveau et de plus

stitue *doctrine spéciale et propre*, c'est-à-dire différente de la *doctrine générale*, laquelle n'admet qu'une seule intelligence et qu'un seul cerveau. Tout ce qui tend à prouver la *pluralité des intelligences et des cerveaux* importe donc à la doctrine de Gall, et tout ce qui ne tend pas à prouver la *pluralité des intelligences et des cerveaux* est étranger à cette doctrine.

Il y a donc, dans Gall, deux anatomies très distinctes : une *anatomie générale*, laquelle ne tient point à sa doctrine, et une *anatomie particulière,* laquelle, supposée vraie, ferait la base même de sa doctrine.

Or, on a beaucoup parlé de *l'anatomie générale* de Gall ; mais, pour son *anatomie particulière,* je ne vois personne qui en ait parlé. Gall lui-même en parle le moins possible. Ailleurs il dit très nettement et très positivement sa pensée ; ici on est réduit à la deviner.

Lorsque, dans sa *psychologie,* Gall substitue les *facultés* à l'intelligence, il définit ces *facultés.* Il les définit, comme nous avons vu, des *intelli-*

« frappant dans mes découvertes. La connaissance des facultés
« et des qualités primitives, et du siége de leurs conditions
« matérielles, constitue précisément la physiologie du cer-
« veau. » Gall, *Anatomie et physiologie du système nerveux,* etc.
T. III, p. IV,

gences individuelles. D'où vient donc que, dans son anatomie, lorsqu'il substitue au cerveau les *organes du cerveau*, il ne définit pas ces *organes ?* Chose étrange ! toute la doctrine de Gall, toute la *phrénologie* repose sur les *organes du cerveau,* car sans organes cérébraux distincts point de facultés indépendantes, et sans facultés indépendantes point de *phrénologie*, et Gall ne dit pas, et nul phrénologiste ne dit après lui, ce que c'est qu'un *organe cérébral.*

La vérité est que Gall n'a jamais eu d'opinion arrêtée sur ce qu'il nomme les *organes du cerveau.* Il n'a pas vu ces *organes ;* il les imagine pour ses *facultés.* Il fait comme ont fait tant d'autres. Il commence par imaginer une hypothèse, et puis il imagine une anatomie pour son hypothèse.

Quand on croyait aux *esprits animaux,* le cerveau se composait de *tuyaux,* de *tubes,* pour conduire ces *esprits.*

« La substance corticale qui se trouve dans « les hémisphères du cerveau, dit Pourfour du « Petit, fournit toute la partie médullaire, qui « n'est qu'un amas d'un nombre infini de « tuyaux [1]. »

« Les petites artères de l'écorce du cerveau,

---

1. *Lettre d'un médecin des hôpitaux du roi.* Namur, 1710.

« dit Haller, transmettent une liqueur spiritueuse
« dans les tubes médullaires et nerveux [1]. »

Évidemment, les *organes* de Gall n'existent pas
plus que les *tuyaux* de Pourfour du Petit ou les
tubes de Haller. Ce sont deux structures imagi-
nées pour deux hypothèses.

Je cherche l'idée première, l'idée secrète qui
a conduit Gall à sa doctrine de la *pluralité des
intelligences,* et je la trouve dans l'analogie qu'il
suppose entre les fonctions des sens et les facultés de l'âme.

Il voit les fonctions des sens constituer des
fonctions distinctes, et il veut que les facultés
de l'âme soient également distinctes ; il voit chaque sens particulier avoir un organe à part, et il
veut que chaque faculté de l'âme ait son organe
propre [2] ; en un mot, il voit l'homme extérieur,
et il fait *l'homme intérieur* à l'image de l'homme
extérieur.

Selon Gall, tout, entre l'organe d'un sens et
l'organe d'une faculté, entre une faculté et un

_____

1. *Elem. physiolog.*, t. IV, p. 384.
2. « Mais, si l'on suppose que chaque faculté fondamentale
« est, ainsi que chaque *sens particulier*, dépendante d'une
« partie cérébrale particulière, etc. » Gall, *Anat. et physiol.
du syst. nerv.*, t. II, p. 392.

sens, est semblable. Une faculté est un sens. Il dit la *mémoire* ou le *sens des choses*, la *mémoire* ou le *sens des personnes*, la *mémoire* ou le *sens des nombres ;* il dit le *sens du langage*, le *sens de la mécanique*, le *sens des rapports des couleurs*, *etc.*, *etc.*

« Comme il faut admettre, dit-il, cinq sens « extérieurs différents, puisque leurs fonctions « sont essentiellement différentes,..... de même « il faut enfin se résoudre à reconnaître les di- « verses facultés et les divers penchants comme « des forces morales et intellectuelles essentielle- « ment différentes, et affectées également à des « appareils organiques particuliers et indépen- « dants les uns des autres[1]. »

« Qui oserait dire, ajoute-t-il, que la vue, « l'ouïe, le goût, l'odorat, le tact, sont de sim- « ples modifications de facultés? Qui oserait les « faire dériver d'une seule et même source, d'un « seul et même organe? De même, les vingt-sept « qualités et facultés que je reconnais comme « forces fondamentales ou primitives... ne peu- « vent être regardées comme les simples modifi- « cations d'une faculté quelconque[2]. »

D'une part, Gall donne aux *facultés* toute l'in-

1. T. IV, p. 9.
2. T. IV, p. 9.

52   GALL.

dépendance des *sens ;* et, de l'autre, il donne aux
sens tous les attributs des *facultés.*

« Voilà, dit-il, des raisons nouvelles pourquoi
« j'ai toujours soutenu dans mes leçons publi-
« ques, quoique ces assertions soient en opposi-
« tion avec les idées reçues des philosophes, que
« chaque organe des sens a ses fonctions absolu-
« ment à lui: que chacun de ces organes a sa
« propre faculté de recevoir et même de perce-
« voir les impressions, sa propre conscience, sa
« propre faculté de réminiscence [1]. »

Gall ne prévoyait pas qu'une expérience de
physiologie, et une expérience très sûre, démon-
trerait un jour que le sens *reçoit* l'impression et
ne la *perçoit* pas, et qu'il n'a par conséquent ni
conscience, ni *réminiscence, etc.*

Quand on enlève les *lobes* ou *hémisphères cérébraux* [2] à un animal, l'animal perd sur-le-champ
la vue.

Et cependant, par rapport à l'œil, rien n'est
changé : les objets continuent à se peindre sur la
rétine, l'iris reste contractile, le nerf optique ex-
citable. La rétine reste sensible à la lumière, car

1. T. II, p. 234.
2. *Le cerveau proprement dit.*

l'iris se ferme ou s'ouvre selon que la lumière est plus ou moins vive.

Rien n'est changé par rapport à l'œil et l'animal ne voit pas! Ce n'est donc pas l'œil qui *perçoit,* ce n'est pas l'œil qui *voit.*

L'œil ne voit pas, c'est l'intelligence qui voit par l'œil[1].

Lorsque Gall conclut de l'indépendance des sens externes à l'indépendance des facultés de l'âme, il confond, pour le sens même, deux choses profondément distinctes : l'impression et la perception. L'impression est multiple, la perception est une.

Quand on enlève les *lobes* ou *hémisphères cérébraux* à un animal, l'animal perd sur-le-champ toute perception ; il ne voit plus, il n'entend plus, etc.[2] ; et cependant tous les organes des sens, l'œil, l'oreille, etc., subsistent, toutes les impressions se font.

Le principe qui perçoit est donc un. Perdu pour un sens, il est perdu pour tous. Et, s'il est un pour les sens externes, comment ne serait-il pas un pour les facultés de l'âme?

---

1. Voyez mes *Recherches expérimentales sur les propriétés et les fonctions du système nerveux,* 2ᵉ édit., 1842.

2. Voyez mes *Recherches expérimentales,* etc.

Gall ne suppose donc plusieurs principes pour les facultés de l'âme que parce qu'il suppose plusieurs principes pour les perceptions; et il ne suppose plusieurs principes pour les perceptions que parce qu'il confond les impressions avec les perceptions. Toute sa psychologie naît d'une méprise; et toute son anatomie n'est faite que pour sa psychologie.

En psychologie, il veut prouver que les facultés de l'âme ne sont que des *sens internes ;* en anatomie, il veut prouver que les organes des facultés de l'âme ne font que répéter et reproduire les organes des *sens externes.*

Or, l'*organe*, c'est-à-dire, sous le point de vue qui nous occupe ici, le *nerf* d'un *sens externe,* n'est qu'un *faisceau de fibres nerveuses.* Le cerveau ne sera donc, pour Gall, qu'un ensemble de *faisceaux de fibres* [1].

Origine, développement, structure, mode de terminaison, entre les organes des facultés de l'âme et les organes des sens externes, tout, selon Gall, est semblable, tout est commun. Et pourtant la première difficulté toujours reste.

Quand je dis un *organe des sens*, j'entends un

1. Voyez, à la fin de cet ouvrage, la première *Note* sur l'anatomie de Gall.

appareil nerveux très déterminé. Mais, quand je
dis un *organe du cerveau*, en est-il de même? Cet
organe du cerveau, qu'est-ce? Est-ce *un faisceau
de fibres? Est-ce *chaque fibre en particulier?*
Mais, si c'est un *faisceau de fibres*, il y en aura
trop peu, car il n'y en a pas vingt-sept, et il en
faut vingt-sept puisqu'il y a vingt-sept facultés.
Et, si c'est *chaque fibre en particulier*, il y en
aura trop, et beaucoup trop, car il n'y a que
vingt-sept facultés. Comment donc faire? Il faut
faire comme Gall : dire tantôt que c'est un *faisceau de fibres,* et tantôt que c'est *chaque fibre en
particulier.*

Il dit dans un endroit : « Le cerveau consis-
« tant en plusieurs divisions dont les fonctions
« sont totalement différentes, il existe plusieurs
« faisceaux primitifs qui, par leur développe-
« ment, contribuent à le produire. Nous ran-
« geons parmi ces faisceaux les pyramides anté-
« rieures et postérieures, les faisceaux qui sortent
« immédiatement des corps olivaires, et encore
« quelques autres qui sont cachés dans l'inté-
« rieur du grand renflement [1]. »

---

1. T. I, p. 271. Spurzheim s'explique de même. « Les or-
« ganes des facultés intérieures sont aussi séparés que les
« faisceaux des nerfs des cinq sens. » *Observations sur la
phrénologie,* etc., p. 74. « On trouve que le cerveau est com-
« posé de plusieurs faisceaux qui doivent avoir leurs fonctions. »

Et encore quelques autres, soit; mais ce ne sera jamais vingt-sept.

Il dit ailleurs : « Un développement plus étendu « de la même conjecture disposerait apparem- « ment le lecteur à considérer chaque fibrille « nerveuse, soit dans les nerfs, soit dans le cer- « veau, comme un petit organe particulier[1]. »

Et ceci n'est pas encore tout. Il faut, pour la doctrine de Gall, que l'anatomie du cerveau se lie à la *cranioscopie*. Aussi Gall a-t-il grand soin de placer tous ses organes à la surface du cerveau.

« La possibilité de la solution qui nous occupe, « suppose, dit-il, que les organes de l'âme sont « situés à la surface du cerveau[2]. » Et, en effet, s'ils n'étaient pas situés à la surface du cerveau, comment le crâne pourrait-il en porter l'empreinte? Et que deviendrait la *cranioscopie ?*

La *cranioscopie* n'a rien à craindre. Gall y a pourvu ; tous les *organes du cerveau* sont placés à la surface du cerveau ; et Gall ajoute avec très grande raison : « Ceci explique le rapport ou la « correspondance qui existe entre la craniologie

Ibid., p. 94. « Les organes...... se composent de faisceaux « divergents, des circonvolutions et de l'appareil d'union.» *Ibid.*

1. T. IV, p. 8. « Bonnet croit, et il est probable, que cha- « que fibre nerveuse a son action propre.... » *Ibid.*

2. T. III, p. 2.

« et la doctrine des fonctions du cerveau (physio-
« logie cérébrale), but unique de mes recher-
« ches[1]. »

Mais enfin, les prétendus *organes du cerveau*
sont-ils situés réellement à la *surface du cerveau,*
comme le veut Gall? En termes positifs, la surface du cerveau est-elle la seule partie active de
cet organe? Voici une expérience de physiologie
qui fait voir combien Gall se trompe.

On peut enlever à un animal, soit par devant,
soit par derrière, soit par côté, soit par en haut,
une portion assez étendue de son cerveau, sans
qu'il perde aucune de ses facultés[2].

L'animal peut donc perdre tout ce que Gall appelle la *surface du cerveau* sans perdre aucune
de ses facultés. Ce n'est donc pas à la *surface du
cerveau* que se trouvent les organes de ces facultés.

Et l'anatomie comparée n'est pas moins oppo-
sée à Gall que l'expérience directe. Je ne le sui-
vrai point ici dans le détail de ses localisations.
Comment ces localisations pourraient-elles avoir

1. T. III, p. 4.
2. Voyez mes *Recherches expérimentales sur les propriétés et
les fonctions du système nerveux,* 2ᵉ édit., 1842. Voyez aussi le
premier article de l'ouvrage actuel.

un sens? Gall ne sait pas même si un organe est un *faisceau de fibres* ou une *fibre* [1].

Il place, par exemple, ce qu'il appelle *l'instinct de la propagation* dans le cervelet, ce qu'il appelle *l'instinct de l'amour de la progéniture* dans les lobes postérieurs du cerveau ; et il regarde ces deux localisations comme les plus sûres de son livre.

« Je désirerais, dit-il, que tous les jeunes natu-
« ralistes commençassent leurs recherches par ces
« deux organes. L'un et l'autre sont faciles à re-
« connaître, etc. [2]. »

Quoi! le cervelet, si différent, par sa structure, du *grand cerveau,* le cervelet sera un organe de l'instinct comme le cerveau [3] ! Et, de plus, il ne sera l'organe que d'un seul instinct, tandis que le cerveau en aura vingt-six !

1. Il faut pourtant bien que ce soit l'un ou l'autre ; car il faut que ce soit quelque chose. Serait-ce une circonvolution, comme on l'a dit depuis? Mais il n'y a pas vingt-sept circonvolutions, etc., etc.

2. T. II, p. 163.

3. Gall confond, comme nous avons vu, l'intelligence avec les instincts. Il partage littéralement l'intelligence en plusieurs instincts, et puis il fait de chaque instinct une faculté intellectuelle. Voyez le deuxième article de cet ouvrage. « La dénomi-
« nation d'instinct convient, dit-il, à toutes les facultés fonda-
« mentales. » T. IV, p. 334. Voyez, sur les caractères propres de l'instinct, mon ouvrage intitulé : *De l'instinct et de l'intelligence des Animaux* (3ᵉ édition).

Le cervelet, je l'ai déjà dit, est le siége du principe qui règle les mouvements de locomotion[1], et n'est le siége d'aucun instinct.

Gall place *l'amour de la progéniture* dans les lobes postérieurs du cerveau[2]. *L'amour de la progéniture*, surtout *l'amour maternel*, se trouve partout dans les animaux supérieurs; il se trouve dans tous les mammifères, dans tous les oiseaux[3]. Les lobes postérieurs du cerveau se trouveront donc aussi partout dans ces animaux? Point du tout : les lobes postérieurs manquent à la plupart des mammifères; ils manquent à tous les oiseaux.

Gall place dans les parties postérieures du cerveau les *facultés* communes à l'homme et aux animaux; il place dans les parties antérieures les *facultés*[4] propres à l'homme. D'après cela, les parties les plus persistantes du cerveau seront les

1. Voyez mes *Recherches expérimentales sur les propriétés et les fonctions du système nerveux*, 2e édit., 1842.
2. « L'organe de la phHogéniture, ou les dernières circon-« volutions des lobes cérébraux.... » Spurzheim, *Observations sur la phrénologie*, etc., p. 117.
3. A très peu d'exceptions près.
4. « Les qualités et les facultés qui sont communes à « l'homme et aux animaux ont leur siége dans les parties « postérieures, etc. » T. III, p. 79, et t. IV, p. 13. « Les qua-« lités et les facultés dont l'homme jouit exclusivement ont « leur siége dans les parties cérébrales dont les bêtes sont « privées, et il faut les chercher, en conséquence, contre

parties postérieures ; les moins persistantes seront les antérieures. C'est l'inverse qui a lieu. Ce qui manque le plus tôt, ce sont les *parties postérieures ;* ce qui persiste le plus longtemps, ce sont les *parties antérieures*[1].

Si du cerveau je passe au crâne, tout ce que je dis ici prend bien plus de force encore. Comment des localisations qui n'ont point de sens pour le cerveau, pourraient-elles en avoir pour le crâne?

Le crâne, surtout la face externe du crâne, ne représente la *surface du cerveau* que d'une manière très imparfaite. Gall le sait : « J'ai été le pre-« mier, dit-il, à soutenir qu'il nous est impossible « de déterminer avec exactitude le développement « de certaines circonvolutions par l'inspection de « la face externe du crâne... Dans certains cas, la « lame externe du crâne n'est pas parallèle à la « lame interne[2]... » — « Certaines espèces man-« quent de sinus frontaux; dans d'autres, les cel-

« les parties antérieures-supérieures du frontal. » T. III, p. 79.

1. « Ce ne sont pas les parties antérieures qui manquent au « cerveau des mammifères, mais les parties postérieures, » dit avec raison M. Leuret, dans son bel ouvrage sur les circonvolutions du cerveau : *Anatomie comparée du système nerveux, considéré dans ses rapports avec l'intelligence,* t. I, p. 588, Paris, 1839.

2. T. III, p. 20.

« lules entre les deux lames osseuses se répar-
« tissent dans tout le crâne, etc., etc.[1]. »

Le crâne ne représente les *circonvolutions du
cerveau* que par sa face interne; il ne les représente plus par sa face externe. Et, pour les *fibres*,
pour les *faisceaux de fibres*, il ne les représente
pas, même par sa face interne ; car les *fibres* sont
recouvertes par une couche de matière grise, et
les *faisceaux de fibres* sont placés dans l'intérieur
de la masse nerveuse.

Gall sait tout cela, et il n'en inscrit pas moins
ses *vingt-sept facultés* sur les crânes[2]. Tant de

---

1. T. III, p. 26.
2. Il est curieux de voir comment M. Vimont, phrénologiste
très décidé et anatomiste très habile, s'exprime sur les *localisations* de Gall et de Spurzheim.«L'ouvrage de Gall, dit M. Vi-
« mont, est plus propre à induire à erreur qu'à donner une
« juste idée du siége des organes. » *Traité de phrénologie*,
t. II, p. 112. « Gall dit avoir observé que les chevaux qui ont
« les oreilles distantes à leur origine sont sûrs et courageux.
« Il est possible que ce fait soit vrai ; mais je ne puis m'expli-
« quer le rapport qui peut exister entre ce signe extérieur et
« le courage, dont Gall indique le siége, dans cet animal, dans
« un point où ne se rencontre point de cerveau. » *Ibid.*, p. 281.
« Spurzheim indique le siége de l'organe de la douceur sur
« les sinus frontaux, et celui du courage sur les muscles qui
« vont s'insérer à l'occipital.... » *Ibid.*, p. 117.
Voilà ce que dit M. Vimont ; et ce même M. Vimont inscrit
ces vingt-neuf noms sur le crâne d'une oie.

1. Conservation.	3. Destruction.
2. Choix des aliments.	4. Ruse.

confiance étonne. On ne connaît rien de la structure intime du cerveau [1], et l'on ose y tracer des circonscriptions, des cercles, des limites ! La face externe du crâne ne représente pas la surface du cerveau; on le sait, et l'on inscrit sur cette face externe vingt-sept noms; chacun de ces noms est inscrit dans un petit cercle, et chaque petit cercle répond à une faculté précise ! Et il se trouve des gens qui, sous ces noms inscrits par Gall,

5. Courage.
6. Choix des lieux.
7. Concentration.
8. Attachement à la vie ou mariage.
9. Attachement.
10. Reproduction.
11. Attachement pour le produit de la conception.
12. Propriété.
13. Circonspection.
14. Perception de la substance.
15. Configuration.
16. Étendue.
17. Distance.
18. Sens géométrique.
19. Résistance.
20. Localités.
21. Ordre.
22. Temps.
23. Langage.
24. Éventualité.
25. Construction.
26. Talent musical.
27. Imitation.
28. Comparaison.
29. Douceur.

« Tout cela sur le crâne d'une oie! dit M. Leuret à « cette occasion (*ouvrage cité*, p. 355). Aussi n'y a-t-il pas « si petite place qui ne soit occupée........ Les facultés sont « tellement pressées, ajoute-t-il, que ce serait merveille d'en « inscrire les noms sur le cerveau.......... La merveille serait « plus grande de les avoir découvertes....... »

1. Gall lui-même dit : « Dans quelque région que l'on exa- « mine les deux substances qui constituent le cerveau, à peine « peut-on apercevoir une différence entre elles pour la struc- « ture, etc. » T. III, p. 70.

s'imaginent qu'il y a autre chose que des noms !

Ceux qui, voyant le succès de la doctrine de
Gall, en concluent que cette doctrine repose donc
sur quelque base solide, connaissent bien peu les
hommes. Gall les connaissait mieux. Il les étudiait
à sa manière, mais il les étudiait beaucoup. Écou-
tons ce qu'il dit :

« Je me sers, dans la société, de plusieurs expé-
« dients pour connaître les talents et les inclina-
« tions des personnes. J'engage la conversation
« sur des sujets divers. Nous laissons tomber
« d'ordinaire, dans la conversation, tout ce qui
« n'a que peu ou point de rapport avec nos fa-
« cultés et nos penchants. Mais, lorsque l'inter-
« locuteur touche l'un de nos sujets favoris, nous
« y prenons tout de suite un vif intérêt... Voulez-
« vous épier le caractère d'une personne, sans
« courir le risque de vous tromper, fût-elle même
« prévenue et sur ses gardes? Faites-la causer sur
« son enfance et sa première jeunesse ; faites-lui
« raconter ses tours d'écolier, sa conduite envers
« ses parents, ses frères et sœurs, ses camarades,
« l'émulation dont elle était animée... Question-
« nez-la sur ses jeux, etc. Rarement on croit
« qu'il vaille la peine de dissimuler à cet égard ;
« l'on ne se doute pas que l'on a affaire à un
« homme qui sait parfaitement que le fond du

« caractère reste le même ; que les objets seuls
« qui nous intéressent changent avec l'âge...
« Lorsqu'en outre je vois ce qu'une personne
« apprécie ou méprise ;... si je la vois agir ; si elle
« est auteur et que je lise son livre, etc., etc.,
« l'homme tout entier est dévoilé à mes yeux [1]. »

Descartes *s'enfermait dans un poêle* [2] pour
méditer. Avec Gall, on n'a pas besoin de s'en-
fermer dans un poêle.

« Je fermerai maintenant les yeux, dit Des-
« cartes, je boucherai mes oreilles, je détournerai
« tous mes sens, j'effacerai même de ma pensée
« toutes les images des choses corporelles, ou,
« du moins, parce qu'à peine cela se peut-il faire,
« je les réputerai comme vaines et comme fausses ;
« et ainsi, m'entretenant seulement moi-même et
« considérant mon intérieur, je tâcherai de me
« rendre peu à peu plus connu et plus familier à
« moi-même [3]. »

Avec Gall, on n'a pas besoin de ce recueille-
ment profond en soi-même ; il suffit de voir ou de
toucher des crânes. La doctrine de Gall a réussi
comme avait réussi la doctrine de Lavater. Les

1. T. III, p. 63.
2. « Je demeurais tout le jour enfermé seul dans un poêle. »
t. I, p. 133.
3. T. I, p. 263.

hommes chercheront toujours des signes extérieurs pour découvrir les pensées secrètes et les
penchants cachés : sur ce point, leur curiosité
aura beau être confondue ; après Lavater est venu
Gall, après Gall il en viendra d'autres.

La vraie philosophie nous lasse bientôt, parce
qu'elle est la vraie, parce que la recherche du vrai,
en tout genre, exige de grands et de continuels
efforts. On ne peut pas, d'ailleurs, avoir toujours
la même philosophie ; on ne peut pas approuver
toujours le même philosophe. L'approbation veut
changer d'objet, et surtout en France.

C'est pour des Français que Fontenelle a écrit
ce mot : « L'approbation des hommes est quelque
« chose de forcé et qui ne demande qu'à finir[1]. »

Descartes va mourir en Suède, et Gall vient
régner en France.

1. *Éloge de Tournefort.*

4.

GALL.

DE SES TRAVAUX POSITIFS SUR LE CERVEAU.

Gall était un grand anatomiste.

L'idée qu'il a eue de suivre les fibres du cerveau est, pour l'anatomie de cet organe, l'idée fondamentale. L'idée n'est pas de lui : deux anatomistes français, Vieussens et Pourfour du Petit, l'avaient eue longtemps avant lui ; mais, à l'époque où il parut, elle était oubliée ; on ne disséquait plus le cerveau, on le coupait par tranches.

Une méthode, mieux entendue, lui a donné toutes ses découvertes ; et ces découvertes sont très importantes.

Il a vu que la substance médullaire du cerveau est partout fibreuse [1] ; il a vu les fibres de la

1. Sténon disait déjà, et avec beaucoup d'esprit : « Si la sub-
« stance médullaire est partout fibreuse, comme en effet elle le
« paraît en plusieurs endroits, il faut que vous m'avouiez que la

moelle allongée se croiser, avant de former les
éminences pyramidales[1] ; il a vu les fibres des
éminences pyramydales, celles des *corps olivaires*, etc., c'est-à-dire toutes les *fibres ascen-
dantes* de la moelle allongée, traverser le pont
de Varole, les couches optiques, les corps cannelés, et *se continuer* jusque dans la voûte des
hémisphères ; il a distingué, des fibres qui *sortent* pour s'épanouir dans les hémisphères, les
fibres qui *rentrent* pour donner naissance aux
commissures ; plusieurs des nerfs que l'on
croyait s'arrêter au cerveau, ont été conduits
par lui jusque dans la moelle allongée, etc.

Et, je le répète, tous ces faits dont il a enrichi
l'anatomie, l'anatomie fine et profonde, l'ana-

« disposition de ces fibres doit être rangée avec un grand art,
« puisque toute la diversité de nos sentiments et de nos mouve-
« ments en dépend. Nous admirons l'artifice des fibres dans cha-
« que muscle ; combien le devons-nous admirer davantage dans le
« cerveau, où ces fibres, renfermées dans un si petit espace,
« font chacune leur opération sans confusion et sans désor-
« dre.... » *Discours sur l'anatomie du cerveau.* 1668.

1. C'est ce qu'avaient vu, longtemps avant lui, Mistichelli,
Pourfour du Petit, Winslow, plusieurs autres, et qui n'en était
pas moins oublié. « Chaque corps pyramidal, dit Pourfour du
« Petit, se divise à sa partie inférieure en deux grosses mani-
« pules de fibres, le plus souvent en trois, et quelquefois en
« quatre. Celles du côté droit passent au côté gauche, et celles
« du côté gauche passent au côté droit, en s'engageant les unes
« dans les autres. » *Lettre d'un médecin des hôpitaux du roi.*
Namur, 1710.

tomie de l'organe le plus difficile à connaître de
tous les organes, tous ces faits tiennent à une
idée heureuse, à l'idée qu'il a eue de *suivre* les
fibres du cerveau, ou, pour me servir ici des
expressions reçues, de substituer, dans la dissec-
tion de cet organe, la méthode des *dévelop-*
pements à celle des *coupes*.

Ce fut, sans doute, un grand mérite à Gall
de rappeler ainsi, je veux dire avec tant d'éclat,
la vraie méthode de disséquer le cerveau : ce
fut une adresse plus grande encore de ratta-
cher à ses travaux d'anatomie positive sa doctrine des *facultés indépendantes* et des *cerveaux*
multiples.

Cette étrange doctrine a fait une fortune encore plus étrange. Gall et Spurzheim ont oublié
de placer la *curiosité* parmi leurs facultés primitives. Ils ont eu tort. Sans la curiosité crédule des
hommes comment auraient-ils expliqué la fortune
de leur doctrine ?

Heureusement, un système ne vit jamais que
ce que vit un système. Celui du moment est bientôt abandonné pour un autre, et presque toujours
pour un tout contraire. Les systèmes se multi-
plient et passent ; et ce sont les systèmes qui nous
sauvent du mal que nous feraient les systèmes.

V.

SPURZHEIM.

—

Spurzheim a publié deux ouvrages. Le premier
est intitulé : *Observations sur la phrénologie, ou
la connaissance de l'homme moral et intellectuel
fondée sur les fonctions du système nerveux* [1] ; le
second a pour titre : *Essai philosophique sur la
nature morale et intellectuelle de l'homme* [2]. Et
ces deux ouvrages ne sont qu'une reproduction
de la doctrine de Gall. Spurzheim refait le livre
de Gall, ce livre qu'ils avaient commencé en
commun, et l'abrége.

Spurzheim raconte lui-même comment il en-
tendit Gall, et comment, l'ayant entendu, il se
sentit appelé à partager ses travaux et à propager
sa doctrine.

1. 1 vol. in-8, Paris, 1818. *Phrénologie* est le nom même
donné par Spurzheim à la doctrine de Gall.
2. 1 vol. in-8, Paris, 1820.

« En 1800, j'assistai pour la première fois,
« dit-il, à un cours que M. Gall répétait de temps
« en temps à Vienne depuis quatre ans. Il parlait
« alors de la nécessité du cerveau pour les ma-
« nifestations de l'âme, et de la pluralité des
« organes;... mais il n'avait pas encore commencé
« à examiner la structure du cerveau [1]. Dès le
« commencement, je me sentis beaucoup d'attrait
« pour la doctrine du cerveau, et, depuis l'époque
« où j'en ai pris connaissance pour la première
« fois, je ne l'ai plus perdue de vue. Ayant fini
« mes études en 1800, je me réunis à M. Gall
« pour suivre particulièrement la partie anato-
« mique [2]..... Nous avons quitté Vienne en 1805
« pour voyager..... Depuis cette époque jusqu'en
« 1813, nous avons fait ensemble toutes les obser-
« vations, etc. [3]. »

En effet, les deux auteurs, unissant leurs efforts, publient d'abord, en 1808, leur beau mémoire sur *l'anatomie du cerveau* [4]; et ensuite, en
1810 et 1812, les deux premiers volumes du
grand ouvrage de Gall [5].

1. *Observations sur la phrénologie*, etc., p. viij.
2. *Observations sur la phrénologie*, p. xx.
3. *Ibid.*, p. xxij.
4. *Recherches sur le système nerveux en général et sur celui
du cerveau en particulier*, *mémoire présenté à l'Institut de
France*, etc., par F.-J. Gall et G. Spurzheim.
5. *Anatomie et physiologie du système nerveux*, etc. C'est

En 1813, ils se séparent. Et cette séparation
même nous a été très utile. Gall, écrivant seul,
a une allure plus libre. Uni à Spurzheim, ou il
n'aurait pas écrit le dernier chapitre de son quatrième volume, ou il l'aurait écrit tout autrement; et nous n'aurions pas l'expression nette
de sa doctrine.

Ce chapitre, intitulé *Philosophie de l'homme*,
est toute la philosophie de Gall. C'est là que Gall
dit ce qu'il entend par *facultés*, par *intelligence*,
par *volonté*, etc., etc.; c'est là qu'il définit les
facultés des *intelligences individuelles* [1]; l'intelligence, un simple *attribut de chaque faculté* [2]; la
volonté, un simple *résultat de l'action simultanée
des facultés supérieures* [3], etc.

Spurzheim n'eût pas imaginé la doctrine; il
l'a trouvée toute faite; il la suit, et, tout en la
suivant, il hésite [4]. Il ne l'a pas imaginée; et peut-

---

l'ouvrage qui vient d'être examiné dans les quatre articles précé-
dents.

1. T. IV, p. 341.
2. T. IV, p. 327.
3. T. IV, p. 341.
4. Non-seulement *il hésite*, mais il altère, presque partout,
l'esprit de cette doctrine, et Gall s'en plaint : « M. Spurzheim,
« dit-il, connaît mieux mes découvertes qu'aucun savant, mais
« il s'efforce d'y introduire un esprit tout contraire à celui dans
« lequel elles ont été commencées, continuées et perfection-
« nées. » T. III, p. xv.

être n'aurait-il pas eu, d'ailleurs, tout ce qu'a eu Gall pour la porter avec succès dans le monde. Gall avait un esprit plein d'adresse. On a vu comment il étudiait les hommes[1]. Dans son grand ouvrage, le ton philosophique règne; c'est que la doctrine était déjà établie. Quand la doctrine commence, Gall n'est pas toujours aussi grave; car il faut surtout exciter la curiosité, la curiosité générale, et le ton philosophique ne suffit pas pour cela.

Charles Villers nous a conservé quelques-uns de ses souvenirs touchant les premières impressions produites par la doctrine[2]. «Si l'ange exter- « minateur était à mes ordres, écrivait Gall à « cette époque, gare à Kæstner, à Kant, à Wie- « land et autres de leurs pareils!... Pourquoi « personne ne nous a-t-il conservé les crânes « d'Homère, de Virgile, de Cicéron, etc.[3]? »

« Il fut un temps, dit Charles Villers, où cha- « cun tremblait à Vienne pour sa tête, et crai- « gnait qu'après sa mort elle ne fût mise en ré- « quisition pour enrichir le cabinet du docteur « Gall. Celui-ci annonçait surtout qu'il en vou-

1. Dans l'avant-dernier article, p. 63.
2. *Lettre de Charles Villers à Georges Cuvier sur une nou- velle théorie du cerveau par le docteur Gall,* etc. Metz, 1802.
3. *Ibid.,* p. 34.

« lait au chef des gens extraordinaires et distin-
« gués par quelques grandes qualités, ou par de
« grands talents : raison de plus pour que la ter-
« reur redoublât. Trop de gens étaient portés à
« se croire l'objet de l'attention du docteur, et
« s'imaginaient que leur tête était par lui con-
« voitée comme une pièce très importante au
« succès de ses expériences. On conte, à ce sujet,
« des traits fort plaisants. Le vieux M. Denis,
« bibliothécaire de l'empereur, inséra dans son
« testament une clause expresse pour sauver son
« crâne du scalpel de M. Gall [1]. »

Gall et Spurzheim diffèrent entre eux sur plusieurs points : sur le rôle des sens extérieurs,
sur les noms des facultés de l'âme, sur le nombre, sur la classification de ces facultés, etc. Exa-
minons quelques-uns de ces points en particulier.

1° *Rôle des sens extérieurs.* « M. Gall est
« disposé, dit Spurzheim, à attribuer aux sens
« extérieurs, ainsi qu'à chaque faculté intérieure,
« non-seulement la perception mais aussi la mé-
« moire, la réminiscence et le jugement.... Il me
« semble que de pareils faits (les faits cités par

1. *Ibid.*

5

« Gall) ne prouvent pas la conclusion. D'abord,
« la mémoire n'étant que la répétition de la con-
« naissance doit avoir son siége où existe la
« perception. Les impressions des nerfs qui cau-
« sent la sensation de la faim, etc., sont incon-
« testablement perçues dans la tête, qui en a
« également la réminiscence... Je ne crois pas
« qu'on puisse conclure que les yeux ou les
« oreilles sont le siége de la réminiscence[1]. »

Spurzheim a raison, et nous l'avons suffisamment vu[2] : la perception n'est pas dans l'organe
du sens.

Mais l'erreur que combat Spurzheim n'est pas
toute l'erreur de Gall. L'erreur que voit Spurzheim n'est qu'une erreur particulière et secondaire[3] ; l'erreur qu'il ne voit pas, l'erreur qu'il
suit, est une erreur générale et capitale. Gall
conclut de l'indépendance des sens extérieurs à
l'indépendance des facultés de l'âme ; il raisonne
sur une analogie apparente qui cache une dissi-
militude profonde ; et Spurzheim raisonne comme
Gall.

« Dans le système nerveux, dit-il, on trouve

1. *Observations sur la phrénologie*, etc., p. 10.
2. Surtout dans l'avant-dernier article.
3. Et qui n'est même amenée dans Gall que par le besoin
qu'il s'est fait d'assimiler, en tout, les *sens extérieurs* aux *facultés de l'âme*.

« les cinq sens extérieurs séparés et indépen-
« dants les uns des autres ¹...» — «Les fonctions
« des sens extérieurs sont attachées à des organes
« différents, elles peuvent exister séparément....
« Il en est de même des sens intérieurs². » —
« Nous soutenons qu'il y a un organe particu-
« lier pour chaque espèce de sentiments et de
« pensées, comme pour chaque espèce de sensa-
« tion extérieure ³. »

Spurzheim appelle, comme Gall, les facultés
de l'âme des *sens intérieurs;* il dit de même : le
sens du coloris, le *sens des nombres,* le *sens du
langage,* le *sens de la comparaison,* le *sens de la
causalité,* etc., etc.⁴.

Les deux auteurs commencent par appeler les
facultés de l'âme des *sens intérieurs ;* et, trompés
ensuite par le mot, ils concluent de l'indépendance des *sens extérieurs* à l'indépendance de
leurs *sens intérieurs,* c'est-à-dire à l'indépendance
des facultés de l'âme.

2° *Noms des facultés.* Spurzheim accuse Gall

1. *Observations sur la phrénologie, etc.* p. 65.
2. *Observations sur la phrénologie,* p. 67.
3. *Ibid.,* p. 75.
4. Voyez surtout l'*Essai philosophique sur la nature morale
et intellectuelle de l'homme,* p. 54 et suiv.

de n'avoir dénommé que des actions, et non les
principes de ces actions.

« Trouvant, dit-il, un rapport entre le déve-
« loppement d'une partie cérébrale et une sorte
« d'action, M. Gall nomma la partie cérébrale
« d'après l'action ; ainsi il parla des organes de
« la musique, de la poésie, etc. [1]. » — « La no-
« menclature, dit-il encore, doit être conforme
« aux facultés, sans avoir égard à une action
« quelconque... Lorsqu'on attribue à un organe
« la ruse, le savoir-faire, l'hypocrisie, les intri-
« gues, etc., on ne fait pas connaître la faculté-
« primitive qui contribue à toutes ces actions
« modifiées [2]. »

Gall répond : « M. Spurzheim n'aura pas oublié
« combien de fois nous nous sommes perdus en
« raisonnements pour déterminer la destination
« primitive d'un organe... J'avoue qu'il y a plu-
« sieurs organes dont je ne connais pas encore
« la faculté primitive, et je continue de les nom-
« mer d'après le degré d'activité qui me les a fait
« découvrir. M. Spurzheim se croit plus heureux ;
« son esprit métaphysique lui a fait trouver la
« faculté fondamentale ou primitive de tous les
« organes. Faisons-en l'épreuve.... [3]. »

1. *Observations sur la phrénologie,* etc., p. xvij.
2. *Ibid.,* p. 125.
3. *Anatomie et physiologie du système nerveux,* etc., t. III,

Au reste, l'expédient qu'imagine Spurzheim pour se donner les *facultés primitives* est fort simple. Il crée un mot : il appelle l'instinct de la propagation, *amativité ;* le penchant au vol, *convoitivité ;* le courage, *combattivité*, etc., etc.

Gall et Spurzheim parlent beaucoup de nomenclature, mais ils ne voient pas qu'en matière de nomenclature, la première difficulté, et la seule, est d'arriver aux faits simples. Qui est arrivé aux faits simples, a bientôt une bonne nomenclature.

« Si quelqu'un avait bien expliqué, dit Des-
« cartes, les idées simples qui sont en l'imagina-
« tion des hommes, desquelles se compose tout
« ce qu'ils pensent..., j'oserais espérer une lan-
« gue fort aisée à apprendre..., et, ce qui est le
« principal, qui aiderait au jugement, lui repré-
« sentant si distinctement toutes choses, qu'il lui
« serait presque impossible de se tromper ; au
« lieu que, tout au rebours, les mots que nous
« avons n'ont quasi que des significations confu-
« ses, auxquelles l'esprit des hommes s'étant ac-
« coutumé de longue main, cela est cause qu'il
« n'entend presque rien parfaitement[1]. »

3° *Nombre des facultés.* Spurzheim ajoute huit

p. xix. Ce tome III est de l'année même où avaient paru les *Observations sur la phrénologie* de Spurzheim.

J. T. IV, p. 67.

facultés aux facultés de Gall; et Gall s'en irrite.
On ne voit pas pourquoi.

Comment! Gall aura pu se donner vingt-sept
facultés, et Spurzheim n'en pourra pas avoir sept
ou huit[1]? Gall aura pu se donner une faculté pour
l'*espace,* une pour les *nombres,* etc., et Spurzheim n'en pourra pas avoir une pour le *temps,*
une pour l'*étendue,* etc.? Spurzheim n'a-t-il pas
quelque raison lorsqu'il dit :

« On sent aisément que M. Gall a voulu suggé-
« rer à ses lecteurs que sa manière de traiter la
« doctrine du cerveau est la seule admissible;
« qu'il n'y a d'autres organes que ceux qu'il re-
« connaît; que les organes ne font que ce qu'il
« leur attribue...; que tout ce qu'il dit et tout

---

1. Les huit organes ajoutés par Spurzheim sont les organes
de l'*habitativité,* de l'*ordre,* du *temps,* du *juste,* de la *surnatu-*
ralité, de l'*espérance,* de l'*étendue* et de la *pesanteur.* Voici
comment Gall s'exprime sur ces huit organes proposés par
Spurzheim : « M. Spurzheim, il est vrai, reconnaît huit or-
« ganes de plus que je n'en admets. Quant aux organes de
« l'habitativité, de l'ordre, du temps, de la surnaturalité,
« nous en avons souvent parlé...... J'admets un organe pour
« le sens moral ou pour le sentiment du juste; mais j'ai des
« raisons très fortes de ne regarder la bienveillance que comme
« la manifestation très énergique du sens moral; ainsi je
« traite ces deux qualités sous la rubrique d'un seul organe.
« Ce que M. Spurzheim dit des organes de l'espérance, de l'é-
« tendue, de la pesanteur, n'a pas encore pu me convaincre.
« Aussi n'a-t-il rien prouvé à leur égard. » T. III, p. xxv.

« ce qu'il fait (et cela seul) porte le cachet de la
« perfection, et que sa décision doit faire la su-
« prême loi[1]. »

4° *Classification et attributs des facultés.* Gall,
donnant à toutes les facultés les mêmes attributs,
et à chaque faculté tous les attributs de l'intelligence, ne forme, de ces facultés, que deux grou-
pes : le groupe des facultés qu'il suppose communes à l'homme et aux animaux, et le groupe
des facultés qu'il suppose propres à l'homme.
Spurzheim les divise et les sous-divise.

Aucune des formes requises pour les classifi-
cations convenues n'est omise[2].

Il y a d'abord deux *ordres* de facultés : les *facultés affectives* et les *facultés intellectuelles ;*
puis chacun de ces *ordres* se divise en *genres.* Le
premier *ordre* a deux *genres :* les facultés affectives communes à l'homme et aux animaux[3], et les
facultés affectives propres à l'homme[4] ; le second

1. *Essai philosophique,* etc., p. 210.
2. Voyez l'*Essai philosophique,* etc., à la p. 47 et suiv.
3. Le sens de l'*amativité,* le sens de la *philogéniture,* le sens
de la *destructivité,* le sens de l'*affectivité,* le sens de la *convoitivité,* le sens de la *secrétivité,* le sens de la *circonspection,* le
sens de l'*approbation,* le sens de l'*amour-propre.* (Quel chaos
et quel langage !)
4. Le sens de la *bienveillance,* le sens de la *vénération,* le
sens de la *fermeté,* le sens du *devoir,* le sens de l'*espérance,* le

en a trois : les facultés ou *sens intérieurs*, qui
font connaître les objets extérieurs[1], les facultés
ou *sens intérieurs* qui font connaître les relations
des objets en général[2], et les facultés ou *sens intérieurs* qui réfléchissent[3].

Quel appareil pour dire les choses les plus
simples, pour dire qu'il y a des *penchants*[4], des
sentiments[5] et des *facultés intellectuelles!* Quelle
singulière personnification de toutes ces facultés :
des facultés qui *connaissent*, des facultés qui *réfléchissent*[6]! Spurzheim dit ailleurs des *facultés
heureuses*[7]. Quel arbitraire enfin dans la distri-

sens du *merveilleux*, le sens de l'*idéalité*, le sens de la *gaieté*, le
sens de l'*imitation*.

1. Le sens de l'*individualité*, de l'*étendue*, de la *configuration*, de la *consistance*, de la *pesanteur*, du *coloris*.

2. Les sens des *localités*, de la *numération*, de l'*ordre*, des
phénomènes, du *temps*, de la *mélodie*, du *langage artificiel*.

3. Le sens de la *comparaison* et le sens de la *causalité*.

4. « Quelques facultés affectives ne donnent qu'un désir, une
« inclination... Je les appellerai *penchants*. » *Observations sur
la phrénologie*, etc., p. 124.

5. « D'autres facultés affectives ne sont pas bornées à un
« simple penchant, mais elles éprouvent quelque chose de
« plus ; c'est ce qu'on nomme *sentiment*. » *Ibid.*

6. « Les facultés intellectuelles sont aussi doubles ; quel-
« ques-unes connaissent, d'autres réfléchissent....... » *Essai
philosophique*, etc., p. 225.

7. « Les facultés propres à l'homme sont heureuses par
« elles-mêmes. » *Ibid.*, p. 167.

bution des faits! Et Gall, à son tour, n'a-t-il pas
raison?

« De quel droit, dit Gall, M. Spurzheim
« exclut-il des facultés intellectuelles l'imitation,
« l'esprit de saillie, l'idéalité ou la poésie, la cir-
« conspection, la secrétivité, la constructivité?
« Dans quel sens la persévérance, la circonspec-
« tion, l'imitation sont – elles des sentiments?
« Quelle raison y a-t-il de compter parmi les
« penchants la constructivité plutôt que la mé-
« lodie, la bienveillance et l'imitation[1]? »

Gall, en douant chaque faculté de tous les
attributs de l'intelligence, fait autant d'intelligences que de facultés. Spurzheim fait des intelligences de plusieurs espèces : des intelligences
qui *connaissent,* des intelligences qui *réfléchissent,* etc. Il ramène les *âmes sensitives* et *ration-
nelles.*

Au reste, Gall et Spurzheim sont rarement
d'accord sur leurs facultés. Gall ne voit dans
l'espérance qu'un attribut, Spurzheim y voit une
faculté primitive ; Gall ne voit dans la *conscience*
qu'un effet de la *bienveillance,* Spurzheim y voit
une faculté propre ; Gall ne veut qu'un organe

1. *Anatomie et physiologie du système nerveux,* etc., t. III,
p. XXXII.

pour la *religion*, et Spurzheim en veut trois :
l'organe de la *causalité*, celui de la *surnaturalité*
et celui de la *vénération*, etc., etc.

Ce serait à n'en pas finir que de les suivre ici
dans tous leurs débats. J'en ai dit assez pour le
fond des choses. Je passe à Broussais.

VI.

BROUSSAIS.

—

1° *Esprit de Broussais*. Broussais semble n'avoir vécu que pour imaginer ou pour propager des systèmes.

Guidé par des faits qu'il saisit avec une sagacité rare, Broussais commence par ramener certaines affections à leur siége [1]; mais bientôt, généralisant outre mesure ce beau résultat, il voit toutes les affections dans la même affection, toutes les maladies dans la même maladie; il imagine une *affection abstraite,* au moyen de laquelle il explique toutes les autres affections : les *fièvres* ne sont que des *irritations* de l'appareil *digestif;* la *folie* n'est qu'une *irritation* du cerveau [2]; lui, qui souffre si impatiemment les *personnifications*

---

1. Voyez son *Histoire des phlegmasies chroniques*, 1808.
2. Voyez son livre intitulé : *De l'Irritation et de la Folie*, 1828.

faites par les autres, fait une *personnification* de
plus ; enfin ce génie exclusif et emporté, sortant
de lui-même et comme pour se délasser de ses
propres systèmes, se jette dans la *phrénologie,* et
s'y plaît d'autant plus qu'il y retrouve et sa méthode accoutumée, et ses idées, et son langage :
toujours des facultés à ramener à leurs organes,
toujours des localisations à faire.

Il ne faudrait pas juger Broussais sur son *Cours
de phrénologie* [1]. Les cinq ou six premières *leçons*
ou, comme il dit, les *généralités* [2], ne sont qu'un
mélange confus des idées de Condillac, passées par
Cabanis, et des idées des phrénologistes.

Il dit que la sensibilité est *l'origine commune*
des facultés [3], il appelle la *perception* une *faculté
primitive* [4], etc., etc. ; et Condillac ne dirait pas
autrement.

Mais, d'un autre côté, il dit qu'il y a autant de
mémoires que d'organes [5], que les *instincts* et les
sentiments ont leur mémoire comme les *percep-*

---

1. *Cours de phrénologie,* 1 vol. in-8, 1836.
2. P. 82.
3. P. 140.
4. P. 37.
5. La mémoire n'est point une faculté isolée, et il y a
« autant de mémoires que d'organes. » P. 131.

tions externes [1], que l'esprit n'est que *l'ensemble des facultés* [2], etc., et Gall ne dirait pas mieux.

Broussais en veut surtout au *moi* de Descartes. « Séduits par le moi de Descartes, dit-il, des « philosophes ont raisonné d'après le témoignage « de leur conscience [3]... » Et d'après quoi Broussais veut-il qu'on raisonne ?

Il trouve plaisant d'appeler le *moi, entité intra-crânienne* [4], *être central intra-crânien* [5], *personne par excellence* [6], etc., etc.

Il se moque du *moi* de Descartes ; il oublie que le *moi* de Gall n'est que l'ensemble des facultés intellectuelles ou n'est qu'un mot ; et il se fait un *moi particulier* [7] qu'il place dans l'organe de la

---

1. « Les instincts et les sentiments ont leur mémoire « comme les perceptions externes. » P. 36.

2. « .... L'étude de l'esprit humain, non pas, bien entendu, « d'un être fictif portant ce nom mystérieux, mais de l'en-« semble des facultés mentales de l'homme. » P. 82.

3. P. 48.

4. Les fauteurs de l'entité intra-crânienne... » P. 153.

5. « Leur être central intra-crânien auquel ils accordent « toutes les facultés. » P. 153.

6. « Qu'on ait appelé cet être *personne par excellence....* » P. 75.

7. Il faut voir, sur ce *moi particulier*, toutes les variations de Broussais. Ici le *moi* ne vient que d'un seul organe (l'organe de la comparaison générale) : « Nous devons à l'organe de la

comparaison. « Nous devons, dit-il, à l'organe
« de la comparaison générale la distinction de
« notre personne, exprimée par le signe moi [1]. »

Broussais n'était pas fait pour se plier aux idées
des autres ; le joug lui pèse ; il n'est véritablement
Broussais que lorsqu'il combat; en 1816, il publie
un volume [2], et les doctrines médicales sont
ébranlées pour un demi-siècle : il faut relire ce
volume et oublier le *Cours de phrénologie* [3].

2° *Psychologie de Broussais.* Au fond, Broussais s'occupe bien plus de ce qu'il pense que
de ce qu'a pensé Gall. Et ce qu'il pense, le
voici : « L'intelligence et ses différentes ma-
« nifestations sont, dit-il, des phénomènes de

« comparaison générale la distinction de notre personne, ex-
« primée par le signe *moi.* » (*Cours de phrénologie*, p. 684.)
Plus loin, il vient de deux (l'organe de la comparaison et celui
de la causalité) : « L'organe de la causalité est autant néces-
« saire à la distinction du *moi* et de la personne que l'organe
« de la comparaison générale. » (*Ibid.*, p. 685.) Puis, il n'a
point d'organe : « Assigner au *moi* un organe particulier, je
« ne crois pas que ce soit chose possible. » (*Ibid.*, p. 119.) Et
puis, il vient de partout : « Il n'y a point d'organe particulier
« et central, et la perception de nous-mêmes a pour base les
« perceptions sensitives. » (*Ibid.*, p. 119.)
1. *Cours de phrénologie*, p. 684.
2. *Examen de la doctrine médicale*, etc., 1816.
3. *Cours de phrénologie*, etc., 1836.

« l'action nerveuse [1]. » — « Les facultés, dit-il
« encore, sont des actions d'organes maté-
« riels, etc. [2]. »

Toute la psychologie de Broussais est dans ces
paroles.

Il y a donc l'organe et le phénomène produit
par l'organe. Pour parler plus clairement, il y a
l'organe et l'action de l'organe. Pour parler
comme Cabanis, il y a l'organe et la *sécrétion* de
l'organe, ou la *pensée* [3]. Et voilà tout.

L'intelligence n'est donc qu'un *phénomène*,
qu'un *produit*, qu'un *acte*. Mais, s'il en est ainsi,

---

1. *Cours de phrénologie*, p. 717.

2. *Cours de phrénologie*, p. 77. Il dit enfin : « Leur être cen-
« tral intra-crânien, auquel ils accordent toutes les facultés d'un
« homme, n'est saisi par aucun de nos sens ;... ce n'est donc qu'une
« pure hypothèse. » (*Ibid.*, p. 153.) Ainsi, point d'*esprit* (ce
n'est qu'une *pure hypothèse*) ; point de *facultés* que celles des *organes* (les facultés sont des *actions d'organes matériels*) ; point
d'*intelligence* qu'à titre de simple *phénomène de l'action nerveuse* (l'intelligence et ses différentes manifestations sont des
phénomènes de l'action nerveuse). Par conséquent, point de
psychologie; rien que de la *physiologie*; et même (car il faut
bien s'entendre) rien que la *physiologie de Broussais*.

3. « Pour se faire une idée juste des opérations dont résulte
« la pensée, il faut considérer le cerveau comme un organe
« particulier destiné spécialement à la produire, de même que
« l'estomac à opérer la digestion, le foie à filtrer la bile, etc. »
Cabanis, *Rapports du physique et du moral de l'homme*. IIe Mémoire, § VII.

comment peut-il y avoir *continuité du moi?* Or, le sens intime, qui me donne *l'unité du moi,* me donne non moins sûrement la *continuité du moi.* « Je trouve en nous une *mémoire intellec-* « *tuelle,* » dit admirablement Descartes[1].

Le sens intime me dit que je suis *un*, et Gall veut que je sois *multiple;* le sens intime me dit que je suis *libre,* et Gall veut qu'il n'y ait point de *liberté morale;* le sens intime me donne la *continuité de mon intelligence*, et Cabanis et Broussais veulent que mon intelligence ne soit qu'un *acte.*

Il faut laisser dire les philosophes.

Physiologie de Broussais. Toute la physio-

---

1. D'où il conclut, plus admirablement encore, l'immortalité de l'âme. « Je ne puis concevoir, dit-il, autre chose de « ceux qui meurent, sinon qu'ils passent dans une vie plus « douce et plus tranquille que la nôtre, même avec la souve- « nance du passé; car je trouve en nous une mémoire intellec- « tuelle.... Et, quoique la religion nous enseigne beaucoup « de choses sur ce sujet, j'avoue néanmoins une infirmité qui « m'est, ce me semble, commune avec la plupart des hommes, « à savoir que, quoique nous voulions croire et même que « nous pensions croire très fermement tout ce qui nous est « enseigné par la religion, nous n'avons pas néanmoins cou- « tume d'être si touchés des choses que la seule foi nous en-

logie de Broussais repose sur l'*irritation*. « C'est
« l'irritation qui fait, dit-il, la base de la doc-
« trine physiologique[1]. » Mais, qu'est-ce que
l'*irritation?*

Broussais répond : « L'exagération de la contractilité[2]. » Mais, alors, qu'est-ce que la *contractilité?*

Dans Haller, le mot *irritabilité* (c'est ainsi
qu'il nomme la *contractilité*) a un sens précis.
L'*irritabilité* est la propriété qu'a la fibre muscu-
laire de se raccourcir ou de se contracter, quand
on la touche.

Haller a démontré, et c'est là sa gloire, que le
muscle seul *se meut,* quand on le touche. Que
fait cela à Broussais? Il revient à l'*irritabilité
vague* de Glisson et de Gorter : comme eux, il la
met partout ; et, la mettant partout, il explique
tout par elle.

L'*irritation* de Broussais n'est que l'*irritabilité* de Haller, exagérée et défigurée.

Broussais avait un génie trop impatient pour
remonter jusqu'à l'idée, trop passionné pour ne

« seigne, et où notre raison ne peut atteindre, que de celles
« qui nous sont avec cela persuadées par des raisons naturelles
« fort évidentes. » T. VIII, p. 634.

1. *De l'Irritation et de la Folie*, p. 4.

2. « L'exagération des phénomènes de contractilité est ce
« qui constitue l'irritation. » *Ibid.*, p. 77.

pas s'en tenir au mot, et, par cela même, né pour réussir dans l'École où le mot est tout.

Mais, voilà la grande différence : Gall et Broussais travaillaient pour l'École : Descartes travaillait pour l'esprit humain.

FIN.

NOTES.

NOTE PREMIÈRE.

Rapports anatomiques, supposés par Gall, entre les organes des sens
externes et les organes des facultés intellectuelles.

Page 54. *Origine, développement, structure,
mode de terminaison, entre les organes des facultés
de l'âme et les organes des sens externes, tout, selon
Gall, est semblable, tout est commun.*

Deux substances composent, comme on sait, l'appareil nerveux : la *substance grise* et la *substance
blanche* ou *fibreuse*. Eh bien, selon Gall, de ces deux
substances, l'une produit l'autre. La *substance grise*
produit la *substance blanche.*

Partout où il y aura de la *substance grise*, il

naîtra donc de la *substance blanche,* c'est-à-dire des *fibres nerveuses* [1], des *filets nerveux,* des nerfs. Tous les nerfs du corps naissent ainsi. Les nerfs spinaux naissent de la matière grise qui est dans l'intérieur de la moelle épinière ; les nerfs cérébraux, de la matière grise qui est dans l'intérieur de la moelle allongée.

Or, les nerfs du corps sont les *organes des sens.*

De leur côté, le cerveau, le cervelet [2], qui sont les *organes des facultés de l'âme,* naîtront donc comme les nerfs. Le cerveau naîtra de la matière grise des *éminences pyramidales* ; le cervelet, de la matière grise qui entoure les *corps restiformes.*

En second lieu, chaque fois qu'un nerf traverse une masse de matière grise, il en reçoit, selon Gall, de nouveaux filets nerveux ; et c'est ainsi qu'il croît et se développe. Le cerveau et le cervelet ne manqueront donc pas de croître et de se développer de même. Les faisceaux primitifs du cervelet (les *corps restiformes*) croîtront par les filets que leur donnera la matière grise du *corps ciliaire* ; les faisceaux primitifs du cerveau (les *éminences pyramidales*), par

1. La substance blanche est partout fibreuse. Personne n'a plus contribué que Gall à la démonstration de ce grand fait. Il dit avec raison : « Les auteurs qui, avec Sœmmering, Cu-« vier, etc., reconnaissent la structure fibreuse du cerveau « dans plusieurs de ses parties, n'ont cependant pas encore « osé dire qu'elle est partout fibreuse. » T. 1, p. 235.

2. Le cervelet ne sert qu'aux mouvements de locomotion. (Voyez le premier article de cet ouvrage.) Mais j'expose ici les idées de Gall.

les filets que leur donnera d'abord la matière grise
du *pont de Varole*, puis celle des *couches optiques*,
puis celle des *corps cannelés*, etc., etc.

Enfin, de même qu'un nerf des sens s'épanouit en
se terminant, et forme, par cet épanouissement,
l'organe du sens externe, de même les faisceaux
primitifs du cerveau et du cervelet s'épanouiront en
se terminant, et formeront, par cet épanouissement,
les *organes des sens internes*, c'est-à-dire les lobes
du cervelet et les hémisphères du cerveau [1].

1. « Les systèmes particuliers du cerveau se terminent par
« un épanouissement fibreux, disposé en couches, de même
« que les autres systèmes nerveux s'épanouissent en fibres à
« leur extrémité périphérique. » T. I, p. 318. — « Tous les fais-
« ceaux divergents du cerveau, après être sortis du dernier
« appareil de renforcement, s'épanouissent en couches et for-
« ment les circonvolutions. » T. I, p. 283. — « Les nerfs de
« la sensibilité et des mouvements s'épanouissent dans la peau
« et dans les muscles ; les nerfs des sens, chacun dans l'in-
« strument extérieur auquel il appartient : par exemple, le
« nerf olfactif dans la membrane pituitaire des cornets du
« nez ; le nerf du goût dans la langue, et l'épanouissement du
« nerf optique forme la rétine.... La nature suit précisément la
« même loi dans le cerveau. Les différentes parties cérébrales
« naissent et se renforcent en différents endroits ; elles forment
« des faisceaux fibreux plus ou moins considérables, qui fi-
« nissent par s'épanouir. Tous ces épanouissements des diffé-
« rents faisceaux réunis forment les hémisphères du cerveau. »
T. III, p. 3.
Je ne parle ici que des *fibres divergentes* ; celles-ci, venues de
l'intérieur, se portent à l'extérieur : les *fibres convergentes*, venues de l'extérieur, c'est-à-dire, selon Gall, de la matière grise
qui enveloppe le cerveau et le cervelet, se portent à l'inté-

Opposition entre les instincts et l'intelligence.

Page 42 (Note 1). *Il ne s'aperçoit pas que tout est opposé entre les instincts et l'intelligence.*

Voici ce que j'ai dit ailleurs sur cette question, depuis si longtemps débattue, de *l'instinct et de l'intelligence des animaux.*

« L'opposition la plus complète sépare l'*instinct* « de l'*intelligence.*

« Tout dans l'*instinct* est aveugle, nécessaire et « invariable ; tout dans l'*intelligence* est électif, « conditionnel et modifiable.

« Le castor qui se bâtit une cabane, l'oiseau qui « se construit un nid, n'agissent que par *instinct.*

« Le chien, le cheval, qui apprennent jusqu'à la « signification de plusieurs de nos mots, et qui nous « obéissent, font cela par *intelligence.*

« Tout dans l'*instinct* est inné : le castor bâtit « sans l'avoir appris ; tout y est fatal : le castor bâtit, « maîtrisé par une force constante et irrésistible.

« Tout dans l'*intelligence* résulte de l'expérience

rieur. Les premières forment les *circonvolutions;* les secondes forment les *commissures.*

« et de l'*instruction* : le chien n'obéit que parce qu'il
« l'a appris ; tout y est libre : le chien n'obéit que
« parce qu'il le veut.

« Enfin, tout dans l'*instinct* est particulier : cette
« industrie si admirable que le castor met à bâtir sa
« cabane, il ne peut l'employer qu'à bâtir sa cabane ;
« et tout dans l'*intelligence* est général ; car cette
« même flexibilité d'attention et de conception que
« le chien met à obéir, il pourrait s'en servir pour
« faire toute autre chose.

« Il y a donc, dans les animaux, deux forces dis-
« tinctes et primitives : l'*instinct* et l'*intelligence*.
« Tant que ces deux forces restaient confondues,
« tout dans les actions des animaux était obscur et
« contradictoire. Parmi ces actions, les unes mon-
« traient l'homme partout supérieur à la brute, et les
« autres semblaient faire passer la supériorité du côté
« de la brute. Contradiction aussi déplorable qu'ab-
« surde ! Par la distinction qui sépare les actions
« aveugles et nécessaires des actions électives et
« conditionnelles, ou, en un seul mot, l'*instinct* de
« l'*intelligence,* toute contradiction cesse, la clarté
« succède à la confusion : tout ce qui dans les ani-
« maux est *intelligence* n'y approche, sous aucun
« rapport, de l'intelligence de l'homme ; et tout ce
« qui, passant pour *intelligence*, y paraissait supé-
« rieur à l'intelligence de l'homme, n'y est que l'effet
« d'une force machinale et aveugle [1]. »

1. Voyez mon ouvrage intitulé : *De l'instinct et de l'intelligence des animaux*, etc. (Troisième édition.)

Voici ce que je dis de la limite qui sépare l'intelligence de l'homme de celle des animaux :

« Les animaux reçoivent par leurs sens des im-
« pressions semblables à celles que nous recevons
« par les nôtres ; ils conservent, comme nous, la
« trace de ces impressions ; ces impressions conser-
« vées forment, pour eux comme pour nous, des
« associations nombreuses et variées ; ils les com-
« binent, ils en tirent des rapports, ils en déduisent
« des jugements ; ils ont donc de l'intelligence.

« Mais toute leur intelligence se réduit là. Cette
« intelligence qu'ils ont ne se considère pas elle-
« même, ne se voit pas, ne se connaît pas. Ils n'ont
« pas la *réflexion*, cette faculté suprême qu'a l'esprit
« de l'homme de se replier sur lui-même, et d'étudier
« l'esprit.

« La réflexion, ainsi définie, est donc la limite qui
« sépare l'intelligence de l'homme de celle des ani-
« maux. Et l'on ne peut disconvenir, en effet, qu'il
« n'y ait là une ligne de démarcation profonde. Cette
« pensée, qui se considère elle-même, cette intelli-
« gence qui se voit et qui s'étudie, cette connaissance
« qui se connaît, forment évidemment un ordre de
« phénomènes déterminés, d'une nature tranchée, et
« auxquels nul animal ne saurait atteindre. C'est là,
« si l'on peut ainsi dire, le monde purement intellec-
« tuel, et ce monde n'appartient qu'à l'homme. En
« un mot, les animaux sentent, connaissent, pensent ;
« mais l'homme est le seul de tous les êtres créés à
« qui ce pouvoir ait été donné de sentir qu'il sent,

« de connaître qu'il connaît, et de penser qu'il
« pense [1]. »

Je citerai encore ce passage de mon livre sur *l'instinct et l'intelligence des animaux* :

« ... Il y a trois faits : l'instinct, l'intelligence des
« bêtes, et l'intelligence de l'homme ; et chacun de
« ces faits a sa limite marquée.

« L'instinct agit sans connaître; l'intelligence con-
« naît pour agir ; l'intelligence seule de l'homme
« connaît et se connaît.

« La *réflexion* bien définie est la *connaissance de*
« *la pensée par la pensée*.

« Et ce *pouvoir de la pensée sur la pensée* nous
« donne tout un ordre de rapports nouveaux. Dès
« que l'esprit se voit, il se juge; dès qu'il peut agir
« sur soi, il est libre ; dès qu'il est libre, il devient
« moral.

« L'homme n'est moral que parce qu'il est libre.

« L'animal suit le corps : au milieu de ce corps qui
« l'enveloppe partout de matière, l'esprit humain est
« libre, et si libre qu'il peut, quand il le veut, immo-
« ler le corps même.

« Le grand pouvoir de la volonté sur le corps
« consiste, dit Bossuet, dans ce prodigieux effet que
« l'homme est tellement maître de son corps, qu'il
« peut même le sacrifier à un plus grand bien qu'il
« se propose. Se jeter au milieu des coups, et s'en-
« foncer dans les traits par une impétuosité aveugle,

---

1. Voyez mon ouvrage intitulé : *De l'instinct et de l'intelligence des animaux.* (Troisième édition).

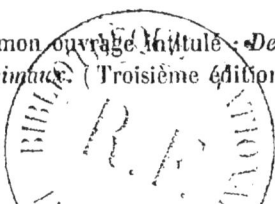

6

« comme il arrive aux animaux, ne marque rien au-
« dessus du corps ; mais se déterminer à mourir
« avec connaissance et par raison , malgré toute la
« disposition du corps, qui s'oppose à ce dessein,
« marque un principe supérieur au corps ; et, parmi
« les animaux, l'homme est le seul où se trouve ce
« principe. »

NOTE TROISIÈME.

Gall observateur.

Page 63... *Il les étudiait (les hommes) à sa manière, mais il les étudiait beaucoup.*

Gall était un *observateur pratique.*
Il observait, il étudiait partout, et d'autant mieux
« qu'on ne se doutait pas (c'est lui qui parle) que
« l'on avait affaire à un homme qui savait parfaite-
« ment que le fond du caractère reste le même, que
« les objets seuls qui nous intéressent changent avec
« l'âge [1]... »
Il parcourait « les familles, les écoles, les hospices,
« etc. [2] » Et nulle part il ne s'arrêtait à l'apparence.
« Les occupations dont nous faisons notre état ne
« prouvent rien d'ordinaire, ni pour nos facultés, ni

1. T. III, p. 64.
2. T. III, p. 64.

« pour nos penchants ; mais celles auxquelles nous
« nous livrons pour nous récréer sont presque tou-
« jours conformes à nos talents et à nos goûts [1]. »

Ses observations sur les *hommes* lui servaient
beaucoup plus pour juger, pour deviner le caractère,
que les *éminences du crâne.*

« Souvent je disais à mes amis : Indiquez-moi les
« forces fondamentales de l'âme, et je trouverai l'or-
« gane et le siége de chacune [2].— Lorsque je m'étais
« convaincu qu'un talent distingué et bien reconnu
« pour tel était surtout l'ouvrage de la nature, j'exa-
« minais la forme de la tête de l'individu...[3] »

La marche de Gall était donc des *observations* au
crâne; il est allé, d'abord, des *observations* au *crâne*,
et puis du *crâne* au *cerveau.*

Il y a plus, Gall a commencé par s'arrêter à la *phy-
sionomie*, aux *traits du visage*, comme Lavater.

Il crut, d'abord, qu'une bonne mémoire tenait à
la *conformation des yeux*. « Je remarquais, dit-il,
« que tous avaient de grands yeux saillants.... Je
« soupçonnai donc qu'il devait exister une connexion
« entre la mémoire et cette conformation des yeux [4]. »
Il dit encore : « On voit, par la marche de ces re-
« cherches, que le premier pas fut fait par la dé-
« couverte de quelques organes; que ce n'est que
« graduellement que nous avons fait parler les faits

1. T. III, p. 64.
2. T. III, p. 58.
3. T. III, p. 59.
4. T. I, p. III.

« pour en déduire les principes généraux, et que
« c'est subséquemment et à la fin que nous avons
« appris à connaître le cerveau[1]. »

L'étude du cerveau n'est donc venue qu'après la
doctrine ; et c'est pourquoi l'*anatomie du cerveau*
(j'entends l'*anatomie spéciale*, l'*anatomie secrète*,
l'*anatomie phrénologique*, j'entends l'*anatomie faite
pour la doctrine*, j'en ai suffisamment distingué déjà
l'*anatomie positive*[2]) n'est qu'une suite d'erreurs et
de conjectures.

NOTE QUATRIÈME.

Des esprits animaux.

Page 83. *Lui, qui souffre si impatiemment les
personnifications faites par les autres, fait une
personnification de plus...*

Broussais explique tout par le mot *irritation*,
comme Gall explique tout par ses *facultés*, comme
Malebranche expliquait tout par les *esprits animaux*.

Après avoir servi à Descartes, les *esprits animaux*
servirent à Malebranche ; ils servirent à tous les auteurs du dix-septième siècle.

1. T. I, p. XVIII.
2. Ci-devant, p. 45, à l'article des *Organes* de Gall, et p. 66,
à l'article des *Travaux positifs* de Gall, sur le *cerveau*.

Malebranche commence un de ses chapitres par ces mots : « Tout le monde convient que les esprits ani- « maux..... [1]. » Il ne se doutait pas que *tout le monde conviendrait,* un jour, que les *esprits animaux* ne sont que des folies.

On avait des esprits animaux de toutes les espèces, comme Gall a des *facultés* pour tout : des esprits animaux *agités* [2]; des esprits animaux *languissants* [3].

On avait même des esprits animaux *libertins.*

« Le vin est si spiritueux, dit Malebranche, que ce « sont des *esprits animaux* presque tout formés, « mais des esprits libertins... [4]. »

Les *esprits animaux* semblaient être devenus la *raison dernière* des philosophes.

L'auteur d'un livre, d'ailleurs estimable, définis- sait ainsi l'*imagination :* « L'imagination est une « perception de l'âme, causée.... par le mouvement « intérieur des esprits animaux [5]. »

Cet auteur croyait, très certainement, dire quelque chose.

1. *De la Recherche de la Vérité,* liv. II, chap. II.
2. *Ibid.*
3. *Ibid.*
4. *Ibid.*
5. *Du bel esprit,* p. 80.

Exagération de Broussais, même en phrénologie.

Page 86. *Il faut relire ce livre et oublier le Cours de phrénologie.*

Broussais n'adopte pas seulement les idées générales des phrénologistes, il en adopte jusqu'aux idées
les plus petites.

Gall avait placé l'*instinct du meurtre* dans une
partie donnée du cerveau, et il supposait, bien entendu, que cette partie n'existait que dans les animaux carnivores. Voilà qu'on la retrouve dans les
animaux herbivores, et vous croyez les phrénologistes dans l'embarras. Détrompez-vous. L'*instinct
du meurtre* est l'*instinct de la destruction :* Spurzheim l'appelle *destructivité;* et les animaux herbivores doivent l'avoir, puisqu'ils mangent des plantes
et par conséquent les *détruisent.*

« Les herbivores, dit Broussais, opèrent une vé-
« ritable destruction sur les plantes[1]... On a voulu,
« ajoute-t-il, tourner ces idées en ridicule même dans
« une Académie.... On a donc trouvé ridicule, dans
« une société savante de ce genre, que la destruction
« des végétaux fût comparée, par les phrénologistes,

---

1. *Cours de phrénologie*, p. 218.

« à celle des animaux. Pour moi, je ne vois pas de
« motif pour repousser cette idée, si le but fonda-
« mental de l'organe est de procurer des moyens
« d'alimentation, comme cela paraît certain [1]. »

Gall imagine un organe pour la religion ; il le croit
propre à l'homme, et l'appelle organe de la *théoso-
phie*. On retrouve cet organe jusque dans le *mou-
ton* [2] ; et ne croyez pas que Broussais s'en émeuve.
Il ira, s'il le faut, plus loin que tous les phrénologistes.

« Les phrénologistes, dit-il, ont refusé ce senti-
« ment (*le sentiment de la vénération*) aux animaux.
« Moi, je ne suis pas de cet avis, une certaine nuance
« de *vénération* existe dans plusieurs espèces, parmi
« les vertébrés qui se choisissent des chefs, qui mar-
« chent d'après le signal que ces chefs leur donnent
« et qui leur obéissent. Ainsi, même parmi les *mou-
« tons*, vous voyez un chef... [3] »

Qui le croirait ? Broussais trouve Gall trop timide.

« Il n'y a pas, dit-il, d'organe central. C'est une
« des objections qu'on a crues les plus puissantes con-
« tre Gall. Il n'a pas voulu y répondre, que je sache ;
« moi, je serai plus franc, plus hardi peut-être : je
« dirai qu'il n'est pas possible qu'il y en ait, etc [4] »

1. P. 221.
2. Voyez M. Leuret : *Anatomie comparée du système nerveux
considérée dans ses rapports avec l'intelligence.* 1839.
3. *Cours de phrénologie*, p. 350.
4. *Ibid.*, p. 117.

NOTE SIXIÈME.

Contractilité de Broussais.

Page 89. ..... *Il la met partout*.... *Il explique tout par elle.*

Il la met partout : « Haller n'attribuait cette pro-
« priété qu'aux muscles, mais elle est commune à
« tous les tissus [1]. »

Il explique tout par elle : tout, jusqu'à l'*innerva-*
tion. Mais, il est contraint d'ajouter :

« Sans doute il se passe *quelque chose de plus* dans
« l'intérieur du tissu nerveux ; sans doute nous igno-
« rons comment *cette autre chose* est liée aux mouve-
« ments dont il s'agit et peut les utiliser dans l'*in-*
« *nervation*, etc. [2]. »

Ainsi : d'abord la *contractilité* explique l'*innerva-*
tion ; et puis, il faut *quelque chose de plus*. Et,
comme la *contractilité nerveuse* n'est qu'une fiction
de l'esprit (jamais un nerf ne se meut, ne *se con-*
tracte, quand on le touche), tout se réduit à *ce quel-*
que chose de plus, à *cette autre chose*.

On voit quel est le peu de rigueur de ceux qui font
des systèmes.

1. *De l'Irritation et de la Folie*, p. 2.
2. *Ibid.*, p. 76.

FIN DES NOTES.

ESSAI PHYSIOLOGIQUE

SUR

LA FOLIE.

AVERTISSEMENT.

Cet Écrit se divise en quatre parties.

J'intitule la première : Pinel, ou des premières études sur la folie;

La seconde : Esquirol, ou des études profondes sur la folie ;

La troisième : Georget, ou du siége de la folie ;

La quatrième : Leuret, ou du traitement intellectuel de la folie.

ESSAI PHYSIOLOGIQUE

SUR

LA FOLIE.

I.

PINEL

OU DES PREMIÈRES ÉTUDES SUR LA FOLIE.

———

M. Cuvier appelle le livre de Pinel sur la folie :
*Un livre capital de philosophie et même de mo-
rale*[1]. On peut en dire autant de celui d'Esquirol.
Esquirol a continué Pinel. Ils ont vu, tous deux, la
folie en médecins, en philosophes, en moralistes ;
et leurs travaux réunis sont peut-être l'étude la
plus profonde qu'on ait encore faite de cette
grande infirmité.

Hippocrate n'a écrit que quelques pages sur la
folie, mais on y reconnaît Hippocrate. Il place,
d'abord, nettement le siége de la folie dans le cer-

---

1. Cuvier : *Éloge de Pinel.*

7

veau. « Il faut savoir, dit-il, que les hommes
« n'ont intérieurement de la joie, du plaisir, de
« la gaieté, que par le cerveau; que nous lui de-
« vons l'intelligence, la sagesse, la vue, l'ouïe...;
« que les peines, les chagrins, la perte de la rai-
« son s'y rapportent aussi... C'est par le cerveau
« que nous tombons dans la manie, que nous
« sommes affectés de la peur..., que nous vien-
« nent les rêves, les erreurs de toute espèce...
« Nous éprouvons ces divers états suivant que le
« cerveau se trouve sain ou malade... [1]. »

On a beaucoup disputé sur le siége des passions. Lacaze et Bordeu le mettaient dans le diaphragme. Bichat le mit dans le cœur. C'était
renouveler deux opinions fort anciennes, et propo-
sées déjà du temps d'Hippocrate. Voici comment
Hippocrate les juge :

« Quant au diaphragme, dit-il, c'est mal à
« propos qu'on l'a nommé le siége de la sagesse.
« Ce n'est pas, en effet, qu'il le soit ; car je ne
« lui connais aucune faculté semblable, si ce
« n'est que dans les occasions où l'on est saisi
« d'une grande joie ou d'une profonde tristesse, le
« diaphragme en éprouve du tressaillement... [2]. »

Il dit à propos du cœur : « L'opinion de cer-

1. *De la maladie sacrée ou épilepsie*; traduction de M. de
Mercy, p. 87.
2. *Ibid.*, p. 95.

« tains hommes est que le cœur est le siége de la
« tristesse et des soucis. Toutefois, il n'en est pas
« ainsi... [1]. » — « Le cerveau est le centre de
« toutes les passions... [2]. »

Les anciens avaient leurs possédés, comme nous
avons eu les nôtres : seulement leurs possédés
l'étaient par le fait des dieux, tandis que les nôtres l'étaient par le fait du diable. « Si, dit Hip-
« pocrate, les malades imitent la chèvre par leur
« voix entrecoupée, ils en accusent Cybèle, la
« mère des dieux ; si leurs cris sont plus forts et
« plus aigus au point de ressembler au hennis-
« sement du cheval, c'est Neptune qui en est la
« cause...; s'ils font entendre une voix ondulée
« comme celle des oiseaux, c'est par l'influence
« d'Apollon-Berger... [3]. »

Chaque dieu avait ainsi le triste privilége de
faire des fous à sa manière. On regardait, d'ailleurs, les fous comme des êtres souillés ; et souillés
par qui ? par les dieux apparemment, puisque les
dieux étaient la cause de leur maladie. « Mais, dit
« Hippocrate, peut-il être digne de la divinité de
« s'attacher à souiller le corps de l'homme ? l'im-
« pureté peut-elle émaner de la pureté même [4] ? »

1. *Ibid.*, p. 96.
2. *Ibid.*, p. 99.
3. *Ibid.*, p. 48.
4. *Ibid.*, p. 51.

Je pourrais multiplier ces citations d'Hippocrate. On trouverait partout la même raison su-
périeure, fine, indulgente, la même vue philosophique et nette qui s'étend, qui s'élève du corps
à l'esprit, des maladies du corps aux maladies de
l'intelligence.

Hippocrate n'a parlé de la folie que d'une manière incidente, à propos de l'épilepsie. Arétée,
Cælius Aurelianus, Galien, en ont traité d'une
manière expresse. Les deux premiers l'ont très
bien décrite. Je remarque surtout Arétée. La folie, dit-il, *une* par son genre, est *multiple* par ses
espèces. Il y a la mélancolie, la manie, l'hypocondrie, les erreurs du jugement, les illusions
des sens : le fou qui ne voit pas ce qui est devant
ses yeux, celui qui voit ce qui n'y est pas, celui
qui voit ce qu'il faut voir, mais qui en juge
mal, etc. [1].

Galien considère la folie en physiologiste. Le
siége de la folie est dans le cerveau, organe de
toutes les facultés, de toutes les affections, de toutes les passions de l'âme [2]. Dans la folie, le cerveau
est toujours malade, soit primitivement, soit sym-
pathiquement, c'est-à-dire à l'occasion d'un au-

---

1. *Artis medicæ principes*, édition de Haller, t. V, p. 55
et 58.
2. *De usu partium*, lib. VIII.

tre viscère, de l'estomac, des intestins, du cœur, du foie, etc.[1]. Il en est ainsi dans la manie, dans la mélancolie, dans l'hypocondrie, etc.

On voit que les anciens avaient déjà des idées fort justes sur la folie. Nos modernes ont été bien longtemps avant d'en avoir de semblables. « On « brûle, dit Malebranche, comme des sorciers les « fous et les visionnaires dont l'imagination a été « déréglée... » — « Qu'on cesse, dit-il encore, de « les punir, qu'on les traite comme des fous, et « l'on verra qu'avec le temps ils ne seront plus « sorciers[2]. »

Les deux derniers siècles, qui ont tout renouvelé parmi nous, n'ont produit aucun ouvrage important sur la folie. L'auteur de l'article *Manie*, dans l'*Encyclopédie*, dit encore que « la manie « est une de ces maladies où les charlatans réus- « sissent plus souvent que les médecins. » Les médecins négligeaient d'étudier la folie, parce qu'ils la croyaient incurable. Le premier pas qu'ait fait Pinel, dans cette étude nouvelle, a été de reconnaître que la folie est curable ; le second a été de substituer à un traitement barbare un traitement plus humain, mieux raisonné, plus sage ; le troi-

1. *De locis affectis*, lib. III.
2. *Recherche de la vérité*, IIIe part., liv. II, chap. dernier.

sième a été de joindre au traitement physique le traitement moral.

La folie, ou plutôt, et à parler plus exactement, l'espèce dominante de la folie, la manie, est curable. C'est une maladie comme une autre. Elle a ses préludes, son début, ses crises, sa terminaison. Elle guérit souvent d'elle-même, et plus souvent encore quand on la traite par des moyens convenables. Avant Pinel, la routine la plus aveugle présidait seule au traitement des fous. A l'Hôtel-Dieu, on les saignait sans mesure; à Bicêtre, on les chargeait de chaînes. Pinel fit tomber les chaînes de ces malheureux; il soumit l'emploi de la saignée à des règles sévères[1]; il fit plus; il établit, il inventa, si je puis ainsi dire, le traitement moral[2].

Pinel était admirablement préparé pour ses

1. « Ce n'est point par le désir de contredire, c'est pour « m'éclairer moi-même que je cherche de toutes parts des « faits concluants en faveur de l'efficacité directe de la saignée « contre la manie, et je ne trouve que de nouveaux motifs de « doute.... Les cas mêmes où elle a été pratiquée avec le plus « de motifs apparents me portent à la regarder comme ayant « été nuisible ou au moins superflue. » Pinel, *Traité médico-philosophique de l'aliénation mentale*, p. 320, 2ᵉ édition.

2. « J'ai tâché de déterminer les vues à remplir dans le « traitement moral.... » *Ibid.*, p. xxxj.

études sur la folie. Il avait longtemps médité sur les deux grands instruments de la science moderne : la méthode et l'analyse. Il s'était nourri des idées des naturalistes sur la méthode [1] ; il avait appris l'analyse chez les philosophes [2].

Son premier soin fut de distinguer les unes des autres les diverses espèces de folie. Comment, en effet, dire quelque chose d'exact sur la folie, tant qu'on n'en a pas distingué les espèces ? Dira-t-on qu'elle est curable ? mais l'idiotisme ne l'est pas ; qu'elle est incurable ? mais la manie peut être guérie, etc., etc.

Pinel compte quatre *espèces* distinctes dans ce qu'il nomme le *genre* folie : la *manie,* la *mélancolie,* la *démence* et l'*idiotisme.*

La *manie* est un délire général avec agitation, irascibilité, penchant à la fureur, etc.; la *mélancolie,* un délire partiel avec abattement, tristesse, penchant au désespoir, etc.; la *démence* est l'ex-

1. « Les travaux de toute sa vie ont tendu.... à soumettre « les maladies à des divisions et à des subdivisions exactes, « comme celles où l'on répartit les productions de la nature. » Cuvier, *Éloge de Pinel.* — Voyez la *Nosographie philosophique* de Pinel.

2. « Pourra-t-il (le médecin) tracer toutes les altérations « ou perversions de l'entendement humain, s'il n'a profondé- « ment médité les écrits de Locke et de Condillac, et s'il ne « s'est rendu familière leur doctrine? » *Traité médico-philosophique de l'aliénation mentale*, p. xj.

trême affaiblissement des facultés intellectuelles ; et l'*idiotisme* est la nullité complète de ces facultés.

L'*idiotisme* est le manque absolu, ou presque absolu, de l'intelligence. Descartes dit « qu'il n'y « a point d'hommes si hébétés et si stupides, sans « en excepter même les insensés, qu'ils ne soient « capables d'arranger ensemble diverses paroles, « et d'en composer un discours par lequel ils fas- « sent entendre leurs pensées[1]. » Descartes raisonne ici en philosophe qui n'a pas observé : les idiots ne parlent point. Pinel cite une jeune idiote qui ne prononça jamais que deux mots[2]; Esquirol en cite d'autres qui, de leur vie, n'en ont prononcé qu'un[3]. Et pourtant, dans tous ces cas, la langue était mobile, l'individu n'était point sourd, le mutisme ne tenait qu'au défaut d'intelligence, d'idées.

Il est des idiots qui n'ont pas même les plus simples instincts. Ils ne savent ni porter les aliments à leur bouche, ni les mâcher ; on est obligé d'enfoncer la nourriture dans leur gosier, et c'est alors seulement qu'ils l'avalent[4]. « Lorsqu'on

1. *Discours de la méthode; Œuvres complètes*, etc., t. I, p. 187.
2. *Traité médico-philosophique de l'aliénation mentale*, p. 183.
3. *Des maladies mentales*, t. II, p. 309-325.
4. Pinel, *Traité médico-philosophique de l'aliénation mentale*, p. 188 et 189.

« portait les aliments à sa bouche (dit Esquirol
« d'une idiote de ce degré), elle faisait un lé-
« ger mouvement des lèvres et de la tête, comme
« pour les éloigner du corps qui lui était pré-
« senté. En poussant la cuiller dans la bouche,
« les mâchoires s'écartaient ; mais il fallait porter
« la cuiller jusqu'à l'œsophage, pour que les ali-
« ments se précipitassent dans l'estomac[1]. »

Je n'ai pu lire ceci sans me rappeler les animaux auxquels, dans mes expériences sur l'encéphale, j'avais enlevé le cerveau proprement
dit[2] tout entier. Ces animaux ne mangeaient plus
d'eux-mêmes; ils résistaient aux efforts qu'on
faisait pour leur ouvrir la bouche ; il fallait porter
les aliments jusque dans leur gosier ; ils ne les
avalaient qu'alors.

L'animal qui a perdu son cerveau proprement dit tout entier a perdu tout instinct, toute
intelligence, toute volition. Il a perdu tout
mouvement volontaire, et cependant il avale,
parce que l'action d'avaler ne dépend pas de
la volonté. Il suffit qu'un corps touche le pharynx pour qu'aussitôt la déglutition s'opère.
En d'autres termes, il y a une suite de mou-

1. *Des maladies mentales*, t. II, p. 325.
2. *Lobes* ou *hémisphères cérébraux.*

vements voulus qui conduisent l'aliment jusqu'au pharynx : ce point atteint, le mouvement
voulu s'arrête, et le mouvement involontaire
commence.

J'ai fait voir, par mes expériences, que le cerveau pris en général, l'encéphale, se compose de
trois parties principales, essentiellement distinctes : le cerveau proprement dit *(lobes* ou *hémisphères cérébraux),* siége de l'intelligence; le
cervelet, siége du principe qui coordonne, qui
équilibre les mouvements de locomotion ; et la
moelle allongée, siége du principe même de la
vie [1].

De ces trois parties, une seule, le cerveau proprement dit, est siége de l'intelligence; et par conséquent seule elle est siége de la folie, de l'idiotisme. Dans l'idiot, le cerveau proprement dit
n'agit pas. L'idiot est dans le même cas, dans le
même état que l'animal qui a perdu ses *lobes* ou
hémisphères cérébraux, son *cerveau proprement
dit* tout entier.

Dans la *démence,* le cerveau agit et l'intelligence paraît, mais une intelligence très faible.
Il y a des idées, mais interrompues, fugitives,
éparses. Ce qui manque, c'est la chaîne, la suite,

1. Voyez mes *Recherches expérimentales sur les propriétés
et les fonctions du système nerveux,* seconde édition,

pour parler comme Leibnitz, la *consécution* des idées.

Dans l'étude des *maladies mentales,* le philosophe commence souvent le tableau que le médecin achève. Pinel cherche un exemple du premier degré de la *démence* et il le trouve dans le Ménalque de La Bruyère. Ménalque entreprend vingt choses qu'il interrompt pour passer à d'autres : il ouvre sa porte pour sortir et il la referme : il se rase à moitié ; il se marie le matin et l'oublie le soir......

Je cherche un exemple du second degré de la *démence,* et ce n'est plus La Bruyère, c'est Pinel qui me l'offre. « Je puis citer, dit Pinel, un aliéné « que j'ai eu souvent sous les yeux. Jamais image « plus frappante du chaos que ses mouvements, « ses idées, ses propos, les élans confus et mo- « mentanés de ses affections morales ; il s'ap- « proche de moi, me regarde, m'accable d'une « loquacité exubérante et sans suite. Un moment « après, il se détourne et se dirige vers une autre « personne qu'il assourdit de son babil éternel et « décousu... Entre-t-il dans une chambre, il a « bientôt déplacé et bouleversé tous les meubles, « il saisit avec ses mains une table, une chaise « qu'il enlève, qu'il secoue, qu'il transporte « ailleurs... ; il va, vient et revient sur ses pas ; « il s'agite sans cesse sans conserver le souvenir

« de son état antérieur, de ses amis, de ses pro-
« ches...; et il semble être entraîné par un
« roulement perpétuel d'idées et d'affections
« morales décousues qui disparaissent et tom-
« bent dans le néant aussitôt qu'elles sont pro-
« duites[1]. »

Locke dit très bien « qu'il ne paraît pas que les
« fous aient perdu la faculté de raisonner, mais
« qu'ayant joint mal à propos certaines idées, ils
« les prennent pour des vérités, et se trompent
« de la même manière que ceux qui raisonnent
« juste sur de faux principes[2]. » Il faut entendre, par les fous dont Locke parle ici, les *mélan-
coliques* et les *maniaques;* car, au contraire,
le caractère essentiel du fou qui est en *démence* est précisément, comme on vient de voir,
de manquer de liaison, de suite, dans ses idées,
en un mot, de raisonnement.

Le raisonnement tient à la suite des idées. Qui
observe la suite des idées raisonne bien; qui
rompt cette suite raisonne mal; qui mêle et confond les idées déraisonne. Plus le mélange est in-
cohérent, plus le déraisonnement est sensible.
Le déraisonnement général, continu, permanent,
est la *démence.*

---

1. *Traité médico-philosophique sur l'aliénation mentale,* p. 197.
2. *Essai philosophique sur l'entendement humain,* p. 110,
traduction de Coste.

Le *mélancolique* raisonne juste, mais il part d'un faux principe. «Vous verrez un fou, dit Locke, « qui, s'imaginant être roi, prétend, par une juste « conséquence, être servi, honoré et obéi selon « sa dignité [1]. » — « Le fou, dit Pinel, qui se « croit Mahomet, coordonne tout ce qu'il fait, « tout ce qu'il dit avec cette idée [2]... »

Le *mélancolique* n'est fou que sur un seul point; sur tous les autres points il est sensé. C'est un fou partiel. Le *maniaque* est un fou universel, il n'est sensé sur rien. « Le fou universel, dit Leibnitz, « manque de jugement en toute occasion [3]. »

On voit quelle est la marche des faits dans les quatre espèces de folies distinguées par Pinel. L'*idiot* n'a point d'idées; le fou par *démence* a des idées, mais il ne peut les associer, les suivre; le *mélancolique* associe mal ses idées, juge mal sur un sujet donné; et le *maniaque* associe mal ses idées, juge mal sur tous les sujets.

Un des résultats les plus curieux des observations de Pinel est celui qui nous montre les divers éléments de l'entendement humain susceptibles de

1. *Ibid.*, p. 110.
2. *Traité médico-philosophique de l'aliénation mentale*, p. 179.
3. *Nouveaux essais sur l'entendement humain*, liv. II.

se conserver ou de s'éteindre séparément. Condillac, voulant démêler ce que nous devons à
chacun de nos sens, imagine une statue qu'il doue
successivement de l'odorat, du goût, de l'ouïe, de
la vue, du tact. Dans les observations de Pinel,
ce n'est plus une statue, c'est l'homme lui-même
qui conserve ou perd séparément chacune de ses
facultés : le jugement, la mémoire, la volonté, les
instincts, etc. La statue de Condillac est l'analyse abstraite de l'intelligence humaine; les observations de Pinel en sont l'analyse expérimentale.

Dans le plus haut degré d'un accès de *manie,*
toutes les *facultés* [1] sont perdues ou perverties : la
mémoire, le jugement, etc. Cependant il arrive
quelquefois, au milieu du trouble général, qu'une

1. Par le mot *faculté,* on n'entend point (ai-je besoin de
le dire?) les *intelligences individuelles* de Gall (voyez, ci-devant,
p. 21). Les *facultés* sont les *modes* de l'esprit. » Je trouve en
« moi, dit Descartes, diverses *facultés* de penser qui ont cha-
« cune leur manière particulière,... d'où je conclus qu'elles sont
« distinctes de moi, comme les *modes* le sont des choses. »
(Voyez, ci-devant, p. 24.) L'esprit de l'homme est un et multiple. Il est un par son essence, il est multiple par ses *facultés,*
par ses *modes.* Et ces *facultés* s'altèrent isolément. Elles se développent isolément aussi; elles s'éteignent de même. Celles
qui dominent à un âge ne sont pas celles qui dominent à un
autre; tandis que quelques-unes s'affaiblissent, d'autres s'élè-
vent; par ces facultés *successives* l'esprit du vieillard même se
renouvelle, etc.

faculté subsiste : l'attention, par exemple. « Dans
« plusieurs cas de *manie,* dit Pinel, les écarts de
« l'imagination n'empêchent point les aliénés
« de mettre de l'enchaînement dans la plu-
« part de leurs idées, et de concentrer avec
« force leur attention sur quelques-unes [1]... »

D'autres fois, c'est la *mémoire.* « On ne doit
« pas méconnaître, dit Pinel, que les aliénés con-
« servent, dans plusieurs cas, la mémoire de tout
« ce qui s'est passé durant leur agitation fougueuse;
« ils en témoignent les regrets les plus vifs lors
« de leurs intervalles lucides ou de leur entière
« guérison, et ils fuient la rencontre de ceux qui
« les ont vus dans cet état, comme si on pouvait
« se reprocher les suites involontaires d'une ma-
« ladie [2]. »

D'autres fois encore, c'est le *jugement :* « Les
« hospices des aliénés, dit Pinel, ne sont jamais
« sans offrir quelque exemple d'une manie mar-
« quée par des actes d'extravagance avec une
« sorte de jugement conservé dans toute son
« intégrité [3]. »

On a vu, d'un autre côté, des attaques d'apoplexie déterminer la perte d'une seule faculté, de
la *mémoire* seule, et même d'une seule espèce de

1. *Traité médico-philosophique de l'aliénation mentale,* p. 79.
2. *Ibid.,* p. 88.
3. *Ibid.,* p. 93.

mémoire, de celle des *lieux,* de celle des *noms,* etc.
Auguste Broussonnet, professeur de botanique à
l'École de médecine de Montpellier, perdit après
une attaque d'apoplexie, non la mémoire en
général, mais la seule mémoire des noms propres.

Le livre de Pinel, bien étudié, serait une mine
de matériaux pour le philosophe.

Il en serait une aussi pour le moraliste. C'est
là que paraît bien cette vérité, si grande et si peu
connue , que l'esprit a ses maladies comme le
corps ; qu'il a besoin, tout autant que le corps, de
précautions, de soins, de régime ; et que sa *santé*
n'est pas moins fragile.

La plupart des aliénations prennent leur source
dans des passions désordonnées , extrêmes : les
folies ne sont alors que les passions mêmes por-
tées à l'excès. Celui qui a dit que les passions
sont les maladies de l'âme a dit une vérité générale;
celui qui a dit que la colère est une fureur, une
manie passagère (*ira furor brevis est*), a dit une
vérité particulière.

Mais aussi, ce qu'il faut proclamer très haut,
c'est que les passions les plus nobles, les plus
pures par leur principe, d'amers chagrins, de
longs soucis (la tristesse, que Buffon appelle si
éloquemment *la douleur de l'âme*), inspirés par

les motifs les plus naturels et les plus respectables,
peuvent conduire à la folie. « On observe, dit
« Pinel, dans tous les asiles consacrés aux aliénés,
« des personnes de l'un et de l'autre sexe, recom-
« mandables par une vie sobre et laborieuse, les
« mœurs les plus irréprochables et une extrême
« délicatesse de sentiments[1]...» — « Nulle part,
« dit-il encore, je n'ai vu des époux plus dignes
« d'être chéris, des pères ou des mères plus ten-
« dres, des personnes plus attachées à leurs de-
« voirs...[2]. »

La folie est une des maladies qu'on a étudiées
le plus tard, parce que c'est une de celles qu'il
était le plus difficile d'étudier. Mais aujourd'hui
que la physiologie, aujourd'hui que la philosophie, ont fait tant de progrès, l'application de
ces progrès à l'étude de la folie, étude si intéres-
sante et si triste, n'est-elle pas tout à la fois un
des premiers besoins de la science et l'un des premiers devoirs envers l'humanité ?

1. *Traité médico-philosophique de l'aliénation mentale*, p. 123.
2. *Ibid.*, p. 141.

II

ESQUIROL

—

Nous avons vu les trois questions principales que Pinel s'était posées dans l'étude de la folie : la classification des espèces, l'analyse expérimentale de l'intelligence humaine, et le traitement moral. Esquirol a repris ces trois questions, et les a toutes trois éclairées d'un jour nouveau.

I. *Classification des espèces.* Pinel comptait quatre espèces de folie : l'*idiotisme*, la *démence*, la *mélancolie* et la *manie*.

Esquirol fait, des quatre espèces établies par Pinel, quatre genres : l'*idiotie*[1], la *démence*, la *monomanie*[2], la *manie;* et chacun de ces genres a ses espèces : l'*idiotie* et l'*imbécillité* sont deux

1. *Idiotie — idiotisme* de Pinel.
2. *Monomanie — mélancolie* de Pinel.

espèces du genre *idiotie;* la *monomanie triste* et la *monomanie gaie* sont deux espèces du genre *monomanie,* etc., etc.

L'*idiotie* a plusieurs degrés. J'en trouve, dans Pinel, trois exemples fort remarquables. Une jeune idiote ne reconnaît une substance pour aliment qu'autant qu'on la met dans sa bouche : qu'on lui donne sa nourriture, elle ne témoigne aucun plaisir ; qu'on la lui enlève, elle ne témoigne aucune peine. Une autre voit arriver son dîner avec plaisir ; si on feint de le lui enlever, elle se fâche ; mais, sa faim assouvie, elle laisse emporter les restes de sa nourriture sans aucune prévoyance pour l'avenir. Une troisième prévoit, prononce quelques paroles, demande à boire et à manger, garde les aliments qui lui restent, même après qu'elle est rassasiée [1]. Voilà donc trois idiotes : la première ne connaît pas, la seconde connaît et ne prévoit pas, la troisième connaît et prévoit ; et, à suivre ainsi toutes les nuances, les degrés seraient infinis.

Mais, à s'en tenir aux nuances tranchées, et à prendre pour signe caractéristique le signe le plus élevé de l'intelligence de l'homme, la parole,

---

1. *Traité médico - philosophique de l'aliénation mentale,* p. 66.

on s'arrête, avec Esquirol, à ces deux degrés:
celui de l'*imbécile,* qui parle, et celui de l'*idiot,*
qui ne parle pas.

Au plus bas degré de l'*idiotie,* l'*idiot* n'a ni
phrase, ni mot, ni monosyllabe; un peu plus haut,
il articule quelques mots ou quelques cris; un
peu plus haut encore, il prononce quelques phrases très courtes.

Au plus bas degré de l'*imbécillité,* l'*imbécile*
parle; au plus haut degré, il a la parole libre et
facile; il parle même beaucoup, il parle trop; il
parle plus qu'il ne pense. Un exemple, pris dans
Esquirol, va nous donner une idée de l'*imbécile*
de ce degré.

« ... Incapable d'attention, jamais il n'a pu, dit
« Esquirol, ni lire avec soin, ni écrire une lettre
« quelque courte qu'elle fût, ni retenir ce qu'il
« lisait...; il court à l'aventure dans les champs;
« il parle beaucoup, il est même bavard, et tou-
« jours à côté du sujet dont on parle. Il emploie
« les mots les uns pour les autres. Toujours con-
« tent, il rit sans motif, quelquefois il rit seul...
« A trente-sept ans, son intelligence est au-des-
« sous de celle d'un enfant de dix ans, quelque
« soin qu'on ait pris pour la développer... On
« appréciera la portée de son intelligence par le
« trait suivant : son médecin lui ordonna de
« monter à cheval, et tous les jours il montait,

« pendant une heure, un cheval dans l'écurie de
« son père, sans soupçonner que c'était une pro-
« menade à cheval qu'on lui avait ordonnée; le
« hasard fit découvrir cette manière d'exécuter
« les ordonnances de son médecin [1]. »

« L'*idiotie* et l'*imbécillité* diffèrent essentielle-
« ment de la *démence,* » dit Esquirol [2]; et, pour
l'*idiotie,* qui est le manque absolu, ou presque
absolu de l'intelligence, cela n'est pas douteux.
La ligne qui sépare l'*imbécillité* de la *démence* est
plus difficile à tracer. Elle n'en est pas moins
réelle. L'*imbécillité*, comme l'*idiotie*, dont elle
n'est qu'un degré, commence avec la vie; la *démence,* du moins en général, ne commence qu'a-
près la puberté, comme la *monomanie,* comme la
manie; l'*imbécillité,* non plus que l'*idiotie,* ne
varie jamais, n'ayant ni début à proprement parler, puisqu'elle commence avec la vie, ni relâche-
ment, ni fin, tandis que la *démence* a son début,
son accroissement, ses intermittences, et (si l'on
excepte la *démence sénile)*, sa terminaison; l'*i-
diotie,* l'*imbécillité* tiennent à un vice originel
dans la conformation du cerveau, la *démence* ne
tient à rien de semblable; enfin, si nous venons

1. T. II, p. 290.
2. T. II, p. 284.

au caractère le plus intime, j'entends au mode
intellectuel lésé, nous trouverons que ce mode
lésé n'est pas le même dans l'*imbécillité* et dans
la *démence*. Ce qui manque dans la *démence*, c'est
la liaison, la suite des idées ; ce qui manque dans
l'*imbécillité*, c'est la formation complète des
idées. L'*imbécile* n'a que des idées à demi formées ; son intelligence est une intelligence arrêtée dans son développement, une intelligence
avortée : « L'*imbécile* est un grand enfant[1], »
comme le dit très bien Esquirol.

Or, qu'on étudie l'enfant[2] ; on verra qu'il a d'a-
bord des mots sans idées, qu'il n'a que des idées
à demi formées, qu'il a longtemps plus de mots
que d'idées ; on verra qu'il applique d'abord les
mots au hasard, puis qu'il les applique mieux,
puis qu'il les applique juste aux idées. Cette application, cette adaptation juste des mots aux
idées est le caractère le plus sensible de la raison.
L'enfant y arrive chaque jour par un progrès
nouveau ; l'*imbécile* n'y arrive jamais, l'*imbécile*
n'arrive jamais jusqu'à la raison.

L'*imbécile* et le fou par *démence* ont, tous deux,

1. T. II, p. 297.
2. « L'enfant qui jase et le vieillard qui radote n'ont ni l'un
« ni l'autre le ton de la raison, parce qu'ils manquent égale-
« ment d'idées ; le premier ne peut encore en former, et le
« second n'en forme plus. » Buffon, t. IV, p. 59.

une raison incomplète : l'*imbécile,* parce qu'il n'a
pas acquis; le fou par *démence,* parce qu'il a perdu.

Les espèces du genre *démence* sont la *démence
aiguë* qui, comme toutes les maladies ordinaires,
comme la *manie,* comme la *monomanie,* a son début, son accroissement, son déclin, sa guérison ;
la *démence chronique,* déterminée par tout ce qui
épuise le système nerveux, particulièrement le
cerveau ; et la *démence sénile,* qui est la caducité
intellectuelle, dernier terme de toutes les intelligences, même des plus belles.

Pinel, ce grand observateur, cet homme d'une
raison si étendue, si ferme, cette *tête vaste et
géométrique,* comme l'appelle M. Cuvier, finit sa
vie dans un état de *démence.* « Il n'est que trop
« vrai, dit M. Cuvier, que, sur la fin de sa vie,
« M. Pinel sentit par degrés approcher un état
« qu'il avait si souvent étudié dans les autres...
« Ce n'était plus, ajoute-t-il, qu'un souvenir,
« mais le souvenir d'un beau génie et d'un excel-
« lent homme [1]. »

Pinel définit la *mélancolie :* un délire partiel
avec abattement, tristesse, penchant au désespoir. Mais il est une forme de *mélancolie* qui n'est

1. *Éloge de Pinel.*

point triste, et Pinel le savait très bien. « Rien
« n'est plus inexplicable, dit-il, et cependant rien
« n'est mieux constaté que les deux formes op-
« posées que peut prendre la *mélancolie*. C'est
« quelquefois une bouffissure d'orgueil et l'idée
« chimérique de posséder des richesses im-
« menses ou un pouvoir sans bornes; c'est d'au-
« tres fois l'abattement le plus pusillanime, une
« consternation profonde ou mêlée de déses-
« poir[1]. »

Esquirol fait du mot *monomanie* un terme gé-
nérique qui embrasse les deux espèces de folies
indiquées ici par Pinel : la *monomanie triste* et la
monomanie gaie[2]. Le fou qui se croit roi, celui
qui se croit Mahomet, ne sont pas tristes. Le fou
du Pirée, qui se croyait maître de tous les vais-
seaux qui entraient dans ce port, était gai. Esquirol cite une foule de *monomanes* qu'il dépeint
ainsi : « Satisfaits d'eux-mêmes, contents des
« autres, heureux, joyeux, communicatifs, ils
« rient, ils chantent, ils dansent, etc.[3]. »

La *monomanie gaie* a d'ailleurs ses variétés,
comme la *monomanie triste;* il y a la *monomanie d'enthousiasme*, la *monomanie d'amour*, etc.,

---

1. *Traité médico-philosophique de l'aliénation mentale*, p. 165.
2. Esquirol, t. I, p. 398 et suiv.
3. T. II, p. 6.

comme il y a la *monomanie hypocondriaque,* la *monomanie homicide,* etc. [1].

Les espèces du genre *manie* sont la *manie continue,* la *manie intermittente* [2], et la *manie raisonnante,* mélange singulier de raison et d'égarement, phénomène étrange, et qui demande encore bien des études.

Un des meilleurs chapitres de l'ouvrage que j'analyse est celui qui traite des *hallucinations.* Les *hallucinations* sont un élément de la plupart des folies, des *monomanies,* des *manies,* etc. Il est peu de *maniaques,* peu de *monomaniaques* qui ne soient *hallucinés.* Mais cet élément constitue souvent, à lui seul, une maladie déterminée, distincte, une folie propre : Esquirol est le premier qui nous ait bien fait connaître cette folie.

Il commence par séparer l'*hallucination* des *illusions* des sens. L'*illusion* est une erreur des sens que le cerveau corrige. Quand nous sommes dans un bateau, c'est le rivage qui paraît fuir : un peu de réflexion dissipe bien vite cette *illusion.*

1. T. II, p. 7 et suiv.
2. « Un accès de *manie intermittente* peut être regardé, selon « Pinel, comme le vrai type de la *manie continue.* » *Traité médico-philosophique de l'aliénation mentale,* p. 153. Il en présente toutes les phases.

L'*hallucination* est un fait purement cérébral ;
les sens n'y sont pour rien, et si véritablement
pour rien que souvent l'*hallucination* a lieu, quoique les sens manquent. Un *halluciné* entend des
voix qui le poursuivent, qui le menacent, et il est
sourd[1] ; un autre voit des objets qui l'effrayent
ou qui le charment, et il est aveugle[2].

L'*hallucination* a beaucoup de rapport avec le
rêve. Dans nos rêves, nous entendons, mais ce
n'est point par nos oreilles[3] ; nous voyons, mais ce
n'est point par nos yeux : c'est le cerveau seul qui
entend, qui voit. « L'*halluciné*, dit très bien
« Esquirol, rêve tout éveillé[4]. » Voltaire avait
déjà dit d'une manière plus générale et très spiri-
tuelle : « Le rêve est une folie passagère[5]. »

Une analogie, bien saisie, est un trait de lumière. Sans l'état de rêve, l'état de folie nous
serait plus inconnu encore. L'homme le plus sage
est fou dans un rêve. Il y est du moins *halluciné* ;
il entend des paroles qu'on ne profère point ; il
voit des personnes absentes, des êtres qui ne sont
pas ; il voit, et il a les yeux fermés. Le rêve est

1. T. I, p. 189, 196.
2. T. I, p. 195.
3. Quand nous entendons un bruit extérieur, un bruit réel,
c'est que nous commençons à nous réveiller.
4. T. I, p. 192.
5. *Dictionnaire philosophique*, art. *Folie*.

donc un état purement cérébral, comme l'*hallucination,* comme la folie.

Or, dans le rêve, le cerveau n'est ni tout à fait
endormi, car il n'agirait point, ni tout à fait
éveillé, car il agirait complétement : il est à demi
endormi, à demi éveillé, à demi agissant ; et c'est
pourquoi tout nous y paraît mal démêlé, confus ;
c'est pourquoi nous y sommes le jouet de mille
erreurs ; c'est pourquoi, enfin, la raison nous
manque, car l'exercice de la raison veut l'action
pleine et entière du cerveau.

II. *Analyse expérimentale de l'intelligence
humaine.* L'analyse expérimentale de l'intelligence humaine peut être faite de trois manières :
ou à la manière du philosophe qui cherche le
caractère propre de chaque élément intellectuel
pour le spécifier et le distinguer ; ou à la manière
de Pinel et d'Esquirol, qui voient, dans les folies,
chaque élément distinct se conserver, se perdre
séparément, s'isoler, se dégager des autres. La
troisième manière serait d'étudier l'enfant, et de
marquer chaque élément nouveau à mesure qu'il
paraît et se développe.

J'ai déjà indiqué quelques-uns des résultats
des belles études de Pinel touchant la perte ou
la conservation séparée de nos différentes facultés : l'attention, la mémoire, le jugement, la

volonté, etc. Esquirol a continué ces belles études.
Il voit, par exemple, dans les diverses *monomanies*, le mal se borner tantôt aux seules facultés
intellectuelles, tantôt aux seules facultés morales,
tantôt aux seules facultés instinctives; et de là les
trois espèces de *monomanies* qu'il appelle *monomanies intellectuelles, monomanies affectives* et
monomanies instinctives[1].

Les observations d'Esquirol touchant l'*attention* ont une importance particulière. L'attention
joue un rôle distinct dans chaque folie : le *maniaque* ne peut la fixer sur rien[2]; le *monoma-
niaque* ne peut la détourner de l'objet sur lequel
elle est concentrée[3]; le fou par *démence* est trop
faible pour avoir une attention soutenue[4]; chez
l'*imbécile*, chez l'*idiot*, l'attention manque[5]. Ainsi,
la *manie* se caractérise par la *dispersion* de l'attention; la *monomanie* par sa *concentration;* la
démence par son *engourdissement*, par sa *débilité*;
l'*imbécillité*, l'*idiotie* par son *absence.*

Et ces remarques deviennent le principe le
plus fécond du traitement moral. Il faut réduire

1. T. II, p. 2.
2. T. I, p. 20.
3. T. I, p. 21.
4. T. I, p. 21.
5. T. I, p. 21.

le *maniaque* à un très petit nombre de sensations, à des sensations vives, inattendues, qui
fixent son attention [1]; il faut arracher le *mono-
maniaque* à ses idées concentrées, il faut détourner, disperser son attention [2]; il faut exciter
l'attention affaiblie du fou par *démence* [3], etc.

Le retour de l'*attention* est toujours le signe
le plus certain du retour même de la raison.

Nous ne raisonnons bien, nous ne raisonnons
juste que par une suite d'efforts que nous demandons à notre attention. L'homme distrait
déraisonne. Au contraire, dès que l'aliéné redevient capable d'attention, il redevient capable
de raisonnements justes.

« Si, dit Esquirol, une sensation forte, agréa-
« ble, pénible ou inattendue, fixe l'attention du
« *maniaque*, ou détourne l'attention du *mono-*
« *maniaque;* si une violente commotion réveille
« l'attention de celui qui est en *démence*, aussitôt
« l'aliéné devient raisonnable, et ce retour à la
« raison dure aussi longtemps que l'effet de la
« sensation, c'est-à-dire aussi longtemps que le
« malade reste le maître de diriger et de soutenir
« son attention [4]. »

1. T. I, p. 132.
2. T. I, p. 132.
3. T. I, p. 132.
4. T. I, p. 21.

L'enfant nous offre encore ici quelque chose
de très propre à guider nos vues ; dès qu'on peut
le rendre attentif, on peut commencer à l'ins-
truire ; au contraire, dès que le vieillard commence à perdre son attention, toutes ses autres
facultés se perdent. Le vieillard se souvient des
faits anciens, et oublie les faits récents : c'est
qu'il a vu les premiers avec une attention forte ;
il n'avait plus qu'une attention débile quand il
a vu les autres.

Les observations d'Esquirol sur l'attention[1]
me conduisent à celles qu'il a faites sur la ré-

---

1. Laromiguière est un des philosophes qui ont le mieux senti
toute l'importance du rôle que joue l'attention dans les opérations de l'esprit. « Les organes extérieurs des sens, dit-il, le
« cerveau et l'âme doivent être considérés dans deux états en-
« tièrement opposés. Dans le premier état, l'organe et le cerveau
« reçoivent le mouvement, et l'âme reçoit la sensation : l'im-
« pulsion est du dehors au dedans, et l'âme est passive. Dans le
« second état, l'action est du dedans au dehors, et l'âme est
« active... Toutes les langues du monde attestent cette vérité.
« Partout on *voit* et l'on *regarde ;* on *entend* et l'on *écoute ;* on
« *sent* et l'on *flaire ;* on *goûte* et l'on *savoure ;* on reçoit l'im-
« pression mécanique des corps et on les remue. » (V. *Leçons
de philosophie,* IVe leçon.) — Tout cela est très juste. Avec
l'*attention,* l'*action* de l'esprit commence. L'*attention* est l'*action...* « L'étude pathologique des facultés de l'âme, dit Esquirol,
« conduirait-elle aux mêmes résultats que ceux auxquels
« M. Laromiguière s'est élevé dans ses leçons de philosophie ?
« Des faits nombreux justifieront cette donnée psychologique
« sur laquelle repose un principe fécond de thérapeutique des
« maladies mentales. » T. I, p. 21.

flexion, et les unes et les autres aux résultats
nouveaux, dont il a enrichi la théorie du traitement moral. Je passe donc tout de suite à ce qui
regarde ce traitement.

III. *Traitement moral.* Que se propose-t-on,
dans le traitement de la folie ? de faire cesser le
trouble des passions et de l'intelligence. C'est
donc à manier convenablement l'intelligence et
les passions que tout doit tendre. Il faut ramener
le fou à l'attention, et par l'attention à la réflexion,
et par la réflexion à la raison même.

Or, pour ramener ainsi le fou à l'attention, à
la réflexion, à la raison, le moyen le plus efficace,
ou plutôt, selon Esquirol, le seul réellement
efficace, est l'isolement. L'isolement lui paraît
indispensable ; mais ce moyen indispensable,
comment agit-il? quels en sont les effets? et
comment ces effets sont-ils utiles?

Le chapitre où Esquirol analyse les effets de
l'isolement est un des chapitres les plus remarquables de son livre, et celui peut-être où paraît
le mieux toute la sagacité, si longtemps exercée,
de cet esprit naturellement fin et juste.

L'aliéné n'est privé ni de sensibilité ni d'intelligence ; un aliéné qui veut dissimuler son état
prouve, par cela seul, qu'il conserve une partie

de sa raison ; le maniaque le plus furieux pense
et raisonne : ses pensées l'emportent. Il faut
commencer par le dompter, pour lui apprendre
plus tard à se dompter lui-même.

Or, dans sa maison, chez lui, tout s'oppose à
l'établissement de ce joug salutaire qu'il doit
subir. Qui ne se conduit plus ou moins, chez soi,
en enfant gâté? Qui ne s'y abandonne d'autant
plus à ses fantaisies qu'il se sent plus aimé, plus
toléré ? Qui prise assez les soins d'une épouse ou
d'une mère? D'ailleurs tout est plus pénible chez
soi, surtout la sévérité, le blâme : « Je ne survi-
« vrais pas à ma douleur, disait un aliéné à Es-
« quirol, si ma femme permettait qu'on me sou-
« mît chez moi à un pareil traitement, quelque
« indispensable qu'il fût [1]. »

« Qui n'a éprouvé, dit Esquirol, ce saisissement
« indéfinissable qui s'empare de notre être, lors-
« que nous sommes brusquement enlevés à nos
« habitudes et à nos affections [2]? » L'isolement
frappe l'aliéné d'un étonnement subit qui le dé-
concerte ; la nouveauté des impressions fixe son
attention ; la chaîne vicieuse de ses idées se
brise : on lui obéissait chez lui, ici c'est lui qui
est contraint d'obéir. Ce renversement complet
de situation le force à réfléchir et sur ce qui l'en-

1. T. II, p. 761.
2. T. II, p. 762.

toure et sur lui-même, à rentrer en soi, à se voir,
à voir son état. « Il commence, dit Esquirol, à
« soupçonner qu'il est malade ; et, s'il acquiert
« cette conviction, la guérison n'est pas éloi-
« gnée[1]. »

IV. *Hygiène morale.* De même qu'il y a un
traitement moral, une *thérapeutique morale,* il y
a aussi une *hygiène morale* de la folie.

Les *passions* sont la grande cause de la folie.

Toute l'hygiène morale de la folie est donc dans
l'art de diriger les passions ou de les combattre ;
et cet art n'est autre, comme nous venons de le
voir, que celui de les soumettre à la raison par
l'attention et par la réflexion. Toute passion
inattentive, irréfléchie, marche vers la folie.

Esquirol distingue très bien les passions, sous
le point de vue qui nous occupe, en passions
primitives et en factices. Les passions primitives sont l'amour, la colère, la crainte, etc.;
les passions factices sont l'ambition, l'avarice,
l'amour des distinctions, etc.; et celles-ci, les passions factices, sont celles qui font le plus de mal.

Tout ce qui influe sur les passions est du do—

1. T. I. p. 128.

maine de l'*hygiène morale* : les idées dominantes,
les mœurs, les vices de l'éducation, etc.

Les *idées dominantes* de chaque époque, lorsqu'elles s'emparent fortement des esprits, se trans-
forment en véritables passions, surtout les idées
politiques et les idées religieuses, les plus vives,
les plus générales de toutes, et qui semblent se
partager les siècles. « Le fanatisme religieux,
« qui a causé tant de folies autrefois, dit Esqui-
« rol, a perdu toute son influence aujourd'hui, et
« produit bien rarement la folie[1]. » — « Tel indi-
« vidu, ajoute-t-il, que les frayeurs révolution-
« naires de 93 rendirent aliéné, le fût devenu, il
« y a deux siècles, par la crainte des sorciers et
« du diable[2]. »

« L'influence de nos troubles politiques, dit-il
« encore, a été si constante que je pourrais don-
« ner l'histoire de notre révolution, depuis la
« prise de la Bastille jusqu'à nos jours, par celle
« de quelques aliénés dont la folie se rattache aux
« événements qui ont signalé cette période de
« notre histoire..... Lorsque le pape vint en
« France, les folies religieuses furent plus nom-
« breuses; lorsque Bonaparte fit des rois, il y eut

1. T. 1, p. 60.
2. T. I, p. 55,

« beaucoup de rois et de reines dans les maisons
« d'aliénés......[1] »

Les *mœurs* ne méritent d'être appelées bonnes
qu'à proportion de l'empire qu'elles ont sur les
passions. Ce qui fait le caractère le plus profond
des mœurs d'un individu, d'une époque, d'un peuple, c'est la manière dont chaque individu, chaque
époque, chaque peuple, gouverne ses passions, ou
s'y abandonne.

Viennent, enfin, les *vices de l'éducation;* et
c'est toujours par les rapports qu'ils ont avec les
passions qu'il faut les juger. La meilleure éducation serait celle qui nous prémunirait le mieux
contre les passions; la plus mauvaise est celle
qui nous y livre.

Esquirol fait à l'éducation actuelle plusieurs
reproches, et tous fort graves. On s'occupe beaucoup de l'esprit, mais on néglige le cœur. « Nous
« semblons ignorer, dit-il, que le cœur a, comme
« l'esprit, besoin d'éducation. La tendresse ridi-
« cule et funeste des parents soumet aux ca-
« prices de l'enfance la raison de l'âge mûr.
« Chacun donne à son fils une éducation supé-
« rieure à celle qui convient à sa position, à sa
« fortune..... Accoutumé à suivre tous ses pen-
« chants, n'étant point façonné par la discipline

1. T. I, p. 54.

« à la contrariété, l'enfant, devenu homme, ne
« peut résister aux vicissitudes, aux revers dont
« la vie est agitée [1]..... »

Les passions sont donc, comme je le disais tout
à l'heure, la grande cause de la folie. C'est donc,
encore une fois, à les prévenir, à les diriger, à
les combattre, que tout doit tendre. « Nous som-
« mes toujours coupables de nos maladies spiri-
« tuelles, » a dit Cicéron ; et Pinel finit son livre
par ces paroles : « La médecine ne peut concourir
« plus puissamment au retour d'une saine mo-
« rale qu'en faisant l'histoire des maux qui ré-
« sultent de son oubli. »

1. T. I, p. 50

III.

GEORGET [1]

OU DU SIÉGE DE LA FOLIE.

———

I. *Du siége de la folie, tel que l'entendent Gall et Georget.* « Il semble en général, dit Pinel, que « le siége primitif de la manie est dans la région « de l'estomac, et que c'est de ce centre que se « propage, comme par une espèce d'irradiation, « le trouble de l'entendement [2]. »

« Tantôt, dit Esquirol, les extrémités du sys- « tème nerveux et les foyers de sensibilité placés « dans diverses régions, tantôt l'appareil diges-

---

1. Pinel et Esquirol ont laissé des élèves, dignes continuateurs de la grande étude qu'ils ont fondée. Deux de ces élèves, Georget et Leuret, sont morts prématurément. J'ai cru devoir joindre un aperçu rapide de leurs travaux à l'analyse que je viens de donner des travaux des deux savants observateurs, des deux hommes de bien qui furent leurs maîtres.

2. *Traité médico-philosophique de l'aliénation mentale*, p. 141.

9

« tif, tantôt le foie et ses dépendances..., sont
« d'abord le siége du mal [1]. »

Gall est le premier moderne [2] qui ait clairement
vu que le cerveau seul est le siége de la folie [3].

Hippocrate disait pourtant, il y a vingt siècles :
« C'est par le cerveau que nous tombons dans la
« manie.... [4] »

Georget a eu tout à la fois le mérite d'introduire, dans l'étude de la folie, la proposition tirée
du système de Gall : que le cerveau seul est le
siége de la folie, et le tort de vouloir y introduire
tout le système [5].

Le siége de la folie est et ne peut être que dans

1. *Dictionnaire des sciences médicales*, article *Folie*. En re-
produisant cet article dans son livre, Esquirol change les mots
« sont d'abord le siége du mal » en ceux-ci : « le premier point de
« départ de la maladie » (t. I, p. 76) : et ce changement est
insuffisant, comme on va le voir.

2. *Le premier moderne :* je parle des médecins proprement
dits, des physiologistes : car, pour les philosophes, plus libres
de se laisser aller au sentiment commun, ils ont toujours mis
la folie dans le cerveau. « Dans la folie, dit Bossuet, le cerveau
« est agité tout entier.... » *De la connaissance de Dieu et de soi-
même.*

3. *Anatomie et physiologie du cerveau*, etc., t. II p. 191 ; —
p. 437.

4. Voyez ci-devant, p. 110.

5. *De la Folie. — Considérations sur cette maladie, sur son*
siége, ses symptômes, etc.. 1820.

le cerveau. Le siége de la folie est évidemment le
même que celui de la raison. D'une part, il n'y
a point de folie sans délire, signe extérieur du
trouble de la raison. D'autre part, le délire est
souvent le seul symptôme de la folie.

Il est le seul toutes les fois que la folie est simple.

Tout le reste est complication. Les affections
de l'appareil digestif, de la région du diaphragme, du foie, du cœur, etc., loin de venir
avant, ne viennent qu'après. On faisait dépendre
la folie de ces affections : point du tout, c'est de
la folie qu'elles dépendent. « On prenait l'effet
« pour la cause, comme le dit Georget [1] ; » et la
méprise venait de ce que la folie a des préludes,
un début, une *période d'incubation*, qui deman-
daient un observateur hàbile, et ne l'avaient pas
toujours eu.

« Souvent, dit Esquirol, les aliénés combattent
« leurs idées fausses, leurs déterminations inso-
« lites avant que personne s'aperçoive du dé-
« sordre de leur raison et de la lutte intérieure
« qui précède l'explosion de la folie. Longtemps
« avant qu'un individu soit reconnu aliéné, ses
« habitudes, ses goûts, ses passions changent.
« L'un se livre à des spéculations exagérées qui

1. *De la folie*, etc., p. 78.

« ne réussissent pas; ce revers n'est point cause,
« mais premier effet de la maladie. Un autre
. « donne tout à coup dans la haute dévotion, as-
« siste à une prédication d'où il sort effrayé; il
« se croit damné. La prédication n'eût pas pro-
« duit cet effet, si la maladie n'avait existé pré-
« cédemment. [1] »

On ne pouvait mieux observer, on ne saurait
mieux décrire la *période d'incubation*, la *période
cachée* de la folie ; mais de ces faits, si finement
saisis, Esquirol ne tire pas la conséquence, pourtant visible, qu'il est un moment où l'affection
du cerveau, la folie, préexiste à l'affection de tout
autre organe. La folie est donc une maladie primitive et non secondaire : le cerveau est le premier organe malade, et du cerveau malade dé-
rive l'affection de tous les autres organes.

« Le cerveau, dit très bien Georget, ne peut
« être longtemps malade sans que les autres or-
« ganes s'en ressentent ; plusieurs fonctions fi-
« nissent par se déranger. Le sommeil, d'abord
« troublé par des rêves pénibles, finit par se per-
« dre ; il survient des maux de tête..., les fonc-
« tions digestives s'altèrent.... [2] »

1. T. I, p. 77.
2. *De la folie*, etc., p. 184.

Il dit à propos des causes morales : Les
« causes qui tendent à déranger l'organisation
« du cerveau par l'exercice même de ses fonc-
« tions sont les plus fréquentes, on pourrait
« presque dire les seules susceptibles de produire
« l'aliénation mentale[1]...? »

Il dit à propos du traitement moral : « Les
« moyens moraux, toujours nécessaires, pro-
« duisent des effets presque constants.....; les
« moyens physiques n'agissent que secondaire-
« ment, et se bornent à détruire les symptômes
« sympathiques[2]. »

On voit quel est le caractère des travaux de
Georget.

Avec Georget, commence l'*étude physiologique*
de la folie.

II. *Du siége précis de la folie.* L'ouvrage de
Georget est de 1820. La première question qu'il
se pose est celle du siége de la folie ; le premier
fait qu'il établit est celui du siége de la folie dans
le cerveau ; mais ce que Georget entend ici par
cerveau, c'est le cerveau tout entier, c'est le cerveau pris en masse.

Mes expériences, publiées en 1822, ont fait

1. P. 160.
2. P. 258.

voir que le cerveau pris en masse, l'encéphale [1],
se compose de trois parties essentiellement distinctes : la moelle allongée, siége du principe de
la vie ; le cervelet, siége du principe qui coordonne les mouvements de locomotion ; et le
cerveau proprement dit (*lobes* ou *hémisphères
cérébraux*), siége, et siége exclusif, unique,
de la pensée, de la raison, de l'intelligence.

Tout est relatif. Avant 1822, avant mes expériences, il y avait du mérite à dire que le cerveau
pris tout entier, pris au sens vulgaire, était le
siége de la folie. Dire cela aujourd'hui, ce serait
dire une absurdité tout aussi complète que celle
que l'on disait alors, quand on disait que le siége
de la folie était dans l'épigastre ou le diaphragme.

On ne pense pas plus par le cervelet que par
le diaphragme, par la moelle allongée que par
l'épigastre : entre toutes les parties du cerveau,
le *cerveau proprement dit* seul est *siége de la
pensée*, et par conséquent seul il est *siége de la
folie*.

1. Voyez ci-devant, p. 118.

IV.

LEURET

OU DU TRAITEMENT INTELLECTUEL DE LA FOLIE.

I. Leuret a publié deux ouvrages sur la folie :
le premier (*Fragments psychologiques sur la
folie*) parut en 1834 ; le second (*Du traitement
moral de la folie*) a paru en 1840.

Je choisis celui-ci pour sujet de mon étude,
parce que j'y trouve l'exposition la plus récente
et la plus complète des idées de l'auteur, et que,
d'ailleurs, il me représente plus complétement
aussi l'auteur lui-même.

On peut juger du tour d'esprit, ingénieux,
incisif, souvent excessif, de Leuret, par les deux
phrases qui suivent.

« Je considère, dit-il, le traitement moral
« comme le seul qui soit propre à guérir la folie ;
« et, pour combattre cette maladie, le traitement
« physique, celui qui consiste dans l'emploi des

« saignées, des bains, des préparations pharma-
« ceutiques, me semble aussi inutile qu'il pour-
« rait l'être à celui qui, dans une discussion de
« philosophie et de morale, s'aviserait d'employer
« ces moyens pour convaincre ses adversaires[1]. »
— « Que faisons-nous, dit-il encore, à ceux que
« nous croyons dans l'erreur ? Leur opposons-
« nous des sangsues, des purgatifs ou des ob-
« jections? — Des objections. Faisons de même
« avec les aliénés, car les aliénés sont des hommes
« qui se trompent[2]. »

II. Le titre du livre que j'examine : *Du traitement moral de la folie*, n'indique pas assez l'idée
nouvelle qui a dirigé l'auteur.

Le *traitement moral* est l'œuvre de Pinel et
d'Esquirol.

S'inspirant d'une vue d'Esquirol qui distingue
les *monomanies affectives* des *monomanies intel-*

1. *Du traitement moral de la folie*, p. 5.
2. P. 153. On avait tort sans doute de n'employer contre la
folie que le traitement physique. Cependant, il ne faut rien
outrer. Entre l'homme qui se trompe comme nous nous trom-
pons tous, c'est-à-dire qui reconnaît son erreur et qui la corrige, et l'aliéné dont l'erreur est fixe, l'analogie n'est pas
exacte. Enfin, ces moyens purement physiques, le repos, le
calme extérieur, le régime, etc., ont certainement de l'effet sur
l'homme aliéné, car ils en ont sur l'homme de la raison la plus
saine et du meilleur sens.

lectuelles [1], Leuret sépare les *causes intellec-tuelles* des *causes morales* de la folie, et dégage, du *traitement moral*, le *traitement intellectuel* [2].

III. L'esprit se désordonne par le seul mauvais emploi de ses propres forces [3].

Leuret lie, par une observation très délicate, la dernière nuance de l'esprit, maître encore de lui-même dans le désordre qu'il se permet, à la première nuance de l'esprit qui n'est plus maître de son désordre [4].

Il part de ce fait, trop peu remarqué, savoir, qu'à force de répéter une chose, on finit par y croire.

Il dit d'un aliéné : « Les mensonges auxquels « il s'était habitué avaient fini par le tromper lui- « même [5]. »

Il dit d'un autre : « La fréquentation du monde « où il avait souvent occasion de voir des per-

1. Voyez ci-devant, p. 136.
2. Il définit son traitement nouveau : « Le traitement par « les idées et les passions. » *Du traitement moral*, etc., p. 154.
3. Locke le savait bien. Il appelle l'association vicieuse des idées : *une folie*. « C'est effectivement une folie, » dit-il. Et il ajoute : « Qu'il n'y a presque personne qui en soit exempt... » *Essai philosophique sur l'entendement humain*, p. 311.
4. « Il faut, dit Locke, conduire la folie jusqu'à sa source, et « en expliquer la nature, de telle sorte qu'on fasse voir d'où « ce mal provient dans des esprits fort raisonnables. » *Ibid.*
5. P. 402.

9.

« sonnes qualifiées et nobles, et d'être témoin des
« préférences dont elles étaient l'objet, lui inspira
« un désir violent d'être, lui aussi, noble et qua-
« lifié... A force d'y penser, il crut l'être...[1] »

Et de même que l'on finit par croire aux mensonges que l'on répète, on revient aussi à la raison, on fait chaque jour un nouveau pas vers
elle, par la seule habitude de ne dire jamais que
des choses sensées, que des choses vraies. L'observateur, plein de sagacité, dont j'étudie la marche, dit d'un aliéné : « L'éducation de son esprit
« a commencé par sa parole ; il a dit des choses
« vraies, conformes à la raison, et, bien qu'il
« les ait dites à contre-cœur, après les avoir sou-
« vent répétées, il y a ajouté foi [2]. »

Ainsi, d'une part, la seule habitude du mensonge, de l'erreur, suffit pour conduire à cette
erreur fixe, qui est la folie ; et, de l'autre, la
seule habitude d'actes sensés, de paroles sages,
suffit pour rendre à l'âme ce goût dominant,
constant, ce goût fixe du vrai, qui est la raison.

Et de là deux vues qui constituent toute une
méthode propre, tout un art nouveau.

1° La seule habitude des idées fausses, du

1. P. 391.
2. P. 459.

mensonge, conduit à la folie. *Il faut donc détourner, à tout prix, l'aliéné de ses idées folles.*

Or, pour en venir là, il y a deux moyens.

Le premier moyen de ne plus penser à une chose, est de n'en jamais parler. Qu'on ne souffre donc sous aucun prétexte que l'aliéné parle de ses *idées folles.*

Le second moyen est d'occuper fortement et assidûment l'esprit du malade d'idées tout opposées à celles qui le tourmentent[1].

Le travail est la plus sûre des distractions; mais il ne suffit pas d'occuper le corps, il faut aussi occuper l'esprit [2]. Au travail mécanique, au travail du corps, il faut donc ajouter le travail de l'esprit, l'instruction, l'étude. L'école que l'on joint aujourd'hui à l'hospice des aliénés était le complément nécessaire de la ferme et de l'atelier que Pinel y avait fait joindre.

Rien n'est plus ingénieux que le parti que Leuret tire de la lecture. Il fait lire ses malades tout haut, en public, devant un auditoire nombreux. Il leur fait lire des comédies. Il cherche des sujets qui les intéressent. Bientôt ses lecteurs

1. P. 181.
2. P. 209.

s'animent ; leur amour-propre se met de la partie ; ils oublient leur personnage de fou pour le personnage qu'ils jouent.

« Quand on se trouve en présence de beaucoup
« de monde, dit Leuret, il en coûte de paraître
« engourdi, maussade ; on ne peut pas, non plus,
« quand on a dans la bouche des paroles spi-
« rituelles, ironiques, conserver toujours le ton
« languissant d'une complainte ; on s'anime donc,
« on s'identifie avec son rôle, et l'on finit par avoir
« soi-même de l'esprit, de l'ironie [1]... »

2° La seule habitude des actions sages, des paroles sensées, ramène ce goût *dominant et fixe* du vrai, qui est la raison. *Il faut donc, à tout prix, forcer les aliénés à parler sensément.*

Leuret attire ses malades à la raison par l'imitation.

« L'imitation, dit-il, est un levier si puissant
« même sur les aliénés les plus paresseux et
« les plus obstinés, que j'en ai vu plusieurs,
« parmi ces derniers, qui, se refusant d'abord à
« tout, ont bientôt consenti à travailler, quand
« ils ont vu tout le monde travailler autour
« d'eux [2]. »

1. P. 174.
2. P. 178.

Aux effets de l'*imitation*, il en ajoute de plus énergiques, de plus hardis [1].

Il *force*, il *contraint* ses malades à reconnaître que leurs idées sont folles [2], à les rétracter : « Cer- « tains aliénés, dit-il, rétractent une folie comme « on rétracte un mensonge [3]. »

« Il n'est pas aussi difficile qu'on le pense, « dit-il encore, d'obliger un malade à parler « sensément, même sur l'objet de son délire [4]. »

Il dit enfin :

« Réduit à parler raisonnablement, l'aliéné « finit tôt ou tard par s'identifier avec ce qui d'a- « bord n'était pour lui qu'un véritable rôle [5]. »

Leuret *impose* donc la raison à ses malades [6] ; et cette raison imposée, *jouée*, devient peu à peu la raison spontanée, sincère, par cette seule force

---

1. Peut-être même, trop hardis. Il exagérait tout à l'heure, quand il affirmait que l'homme aliéné ne diffère en rien de l'homme raisonnable qui se trompe (Voyez ci-devant, p. 152). Il exagère ici quand il veut ramener brusquement, violemment, par la crainte, ses malades à la raison. Il est souvent excessif (c'est une remarque que j'ai déjà faite) ; mais au fond, que de justesse, que de portée dans cette observation générale, que l'esprit *se guérit* comme il *se trouble* par le seul effet direct des bonnes ou des mauvaises *habitudes intellectuelles* !

2. P. 199.
3. P. 262.
4. P. 280.
5. P. 280.
6. P. 390.

secrète qui agit en nous, et qui soumet, qui plie toujours, à la longue, nos pensées à nos actes, et notre principe interne à nos habitudes externes.

IV. *De l'application de la phrénologie à l'étude de la folie.* Si l'on en croit Gall, c'est surtout dans l'application de sa doctrine à l'étude de la folie que sa doctrine excelle[1].

Voyons les faits.

« Les débuts de Gall pour la localisation de la « folie, dit Leuret, n'ont pas été heureux. Gall, « qui, peu de temps après son arrivée à Paris, « appelait sur son système toute l'attention des « savants, visitait un jour la Salpêtrière avec « M. Esquirol. D'abord, M. Esquirol faisait à Gall « l'histoire de la maladie des folles qu'il lui pré- « sentait, et Gall expliquait par les protubérances « du crâne la cause de leur maladie : toujours la « conformation de la tête et le caractère de la « folie se trouvaient en harmonie parfaite ; jus- « que-là tout allait bien. Mais, voulant faire une « contre-épreuve, M. Esquirol engagea l'inven- « teur de la phrénologie à observer préalablement « les têtes de ses malades, et à lui dire, d'après « cette observation, quel était le caractère de

1. Voyez le t. II, de l'ouvrage de Gall, p. 191 — p. 437.

« la maladie. Dès lors, Gall devint muet ; il
« avait pu avec une complète *certitude* remonter
« de l'effet à la cause, mais de la cause il ne
« put jamais descendre jusqu'à l'effet. On eût dit
« que sa science, tout à l'heure si fertile, venait
« de l'abandonner [1]. »

A la mort de Gall, le Muséum d'histoire naturelle a acheté sa collection. Or, dans cette collection se voient, méthodiquement rangées, trois
portions de crâne attribuées à trois individus différents : à un musicien, et cette portion montre
l'organe de la *musique ;* à une baronne qui se
serait suicidée dans un accès de *monomanie triste,*
et cette portion montre l'organe de la circonspection ; à un marchand devenu fou d'amour,
et cette portion montre l'organe de l'amour,
de l'*érotomanie.*

Leuret a eu l'idée d'examiner ces trois portions
de tête, et il s'est trouvé qu'elles ne sont, toutes
trois, que trois portions d'une même tête.

« La calotte du crâne, dit-il, enlevée par la
« scie, a été attribuée à la baronne ; la base, en
« partie désarticulée et en partie brisée de droite
« à gauche au niveau du corps du sphénoïde, et
« séparée ainsi en portion antérieure et en por-

[1]. P. 49.

« tion postérieure, a été attribuée aux deux autres
« individus, la première au musicien, la seconde
« au marchand devenu érotique ; or le tout réuni
« forme une belle tête d'homme, sur laquelle on
« voit les bosses pariétales développées, comme
« elles le sont ordinairement chez l'homme, ce
« qui a permis à Gall de doter la baronne des
« deux organes de la circonspection dont il avait
« besoin afin de la rendre aussi craintive qu'elle
« devait l'être pour avoir peur de tout et ter-
« miner sa vie par un suicide. Préparez donc
« l'avenir d'une science avec des faits ainsi ar-
« rangés [1] ! »

1. P. 51.

CONCLUSION.

J'ai voulu, dans cet Écrit, présenter à mon lecteur une grande vérité : la folie peut être prévenue par l'attention [1], par la réflexion.

Guérir la folie est la tâche du médecin, du physiologiste.

Prévenir la folie dépend, pour chacun de nous, de lui-même, de la force que chacun sent, en soi, de réfléchir, de replier sa pensée sur sa pensée, de s'observer.

1. « Il faut chercher, dit Bossuet, un moyen de calmer, de « modérer, ou même de prévenir les passions dans leur prin- « cipe : et ce moyen est l'attention bien gouvernée. » *De la connaissance de Dieu et de soi-même.* — « En ménageant bien « notre attention, dit encore Bossuet, nous pouvons gagner « beaucoup sur les impressions de notre cerveau, et *le plier à* « *l'obéissance.* » *Ibid.*

Je l'ai déjà dit : toute passion *inattentive*, *irréfléchie*, marche vers la folie.

Toute idée qui subjugue vicieusement l'esprit, y marche de même.

Tout abus des forces nerveuses épuise le cerveau, et, par le cerveau, la raison même, dont il est le siége.

Ce que l'homme aurait le plus d'intérêt à étudier, et ce qu'il étudie le moins, c'est la mesure de sa raison. Il ne sait ni combien cette raison est puissante, ni combien elle est fragile.

Le premier philosophe (et c'est Descartes) qui a démontré à l'homme toute la force de la raison humaine, a fait beaucoup pour la grandeur de l'esprit humain.

Le physiologiste qui convaincrait l'homme de toute la fragilité de la raison humaine, ferait plus encore pour le bonheur de l'humanité.

FIN.

TABLE.

———

ESSAI PHYSIOLOGIQUE SUR LA FOLIE.

FIN DE LA TABLE.

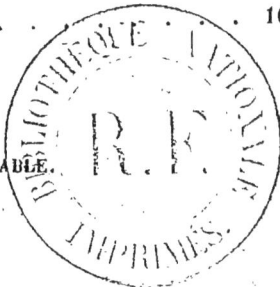

Imprimerie de Gustave GRATIOT, 11, rue de la Monnaie.

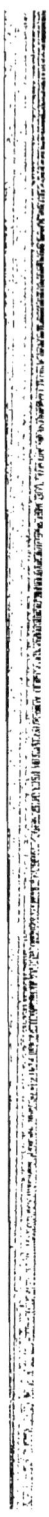

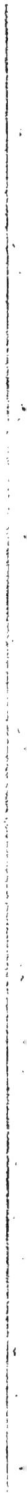

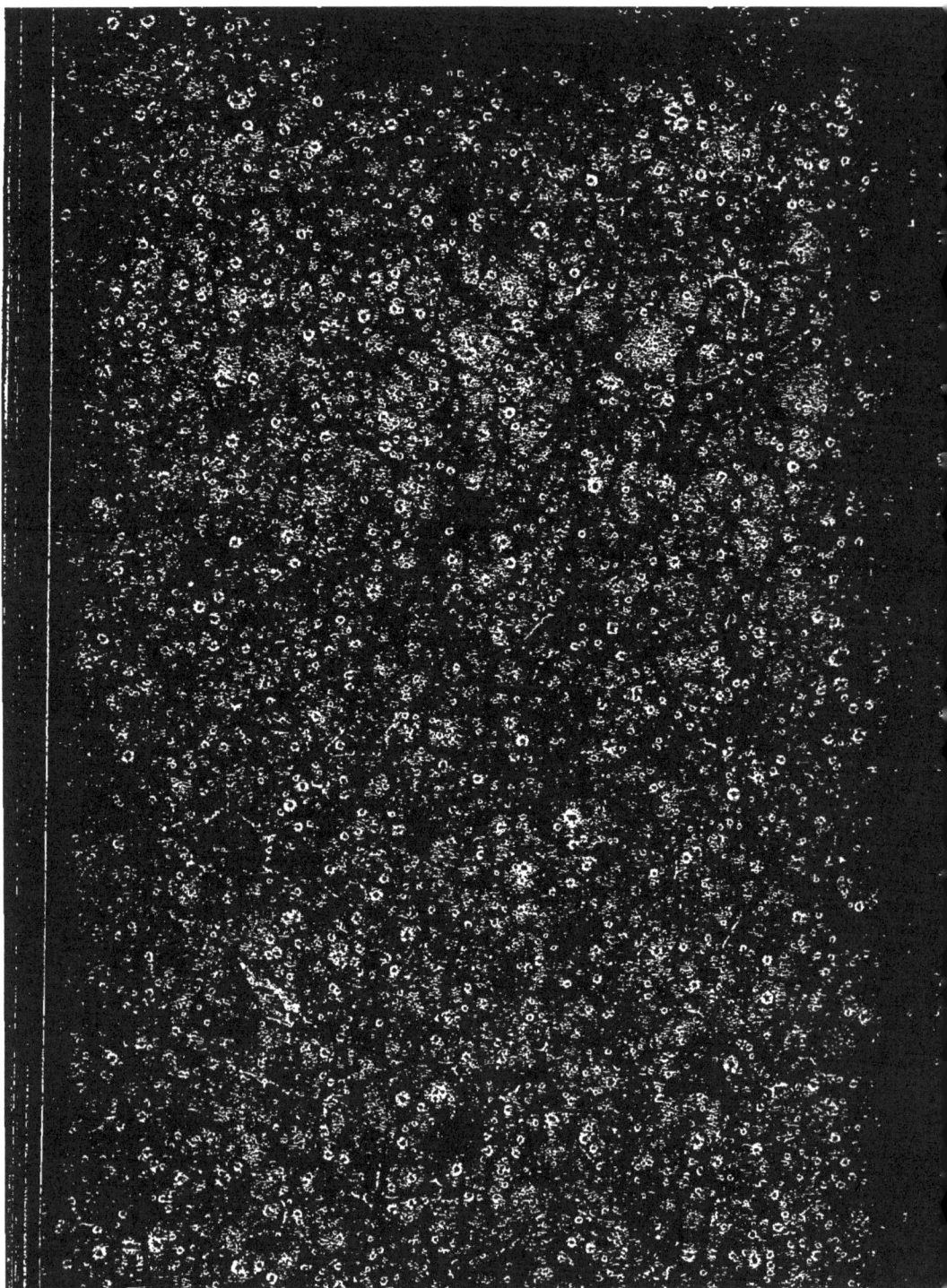

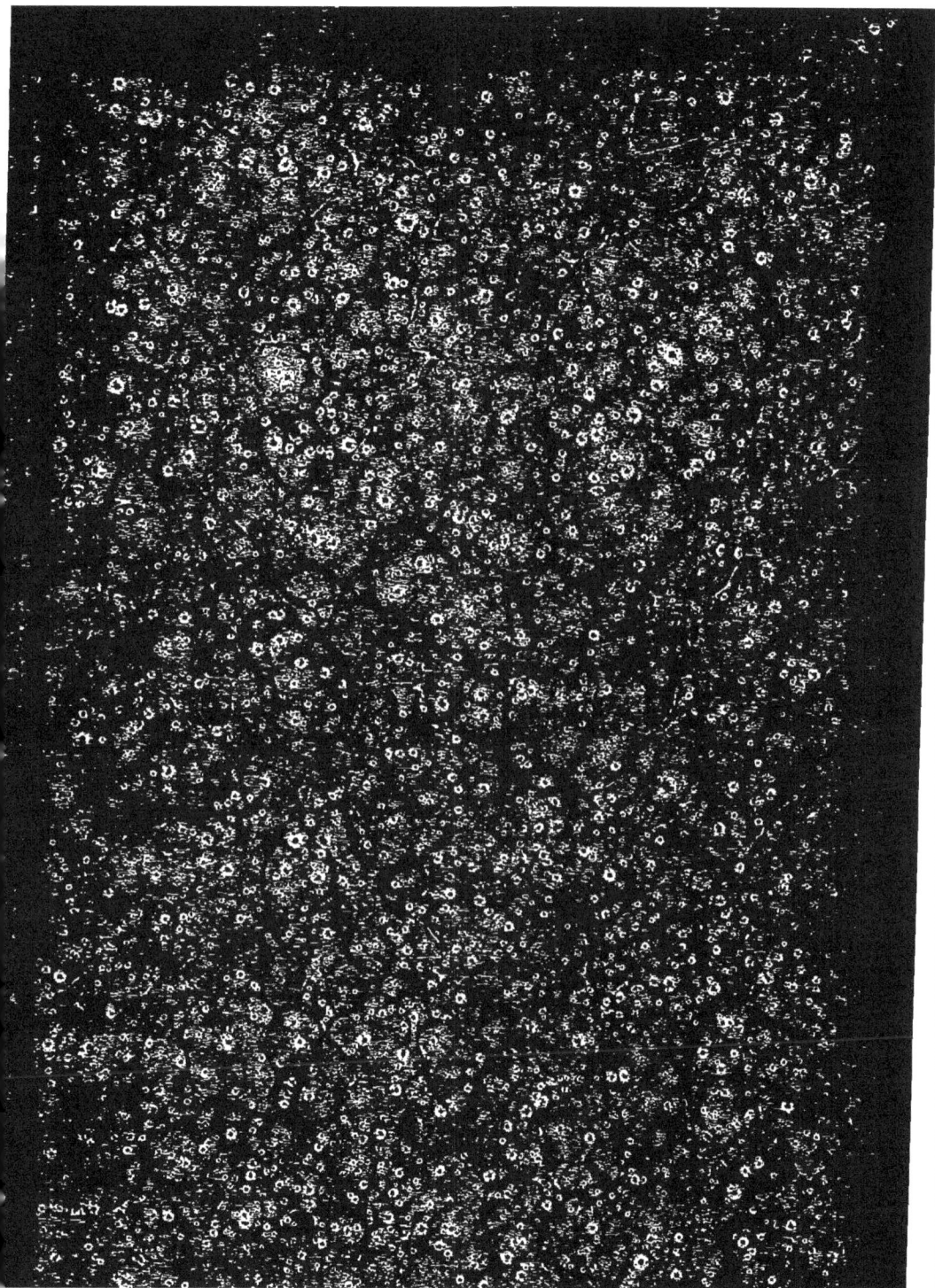

www.ingramcontent.com/pod-product-compliance
Lightning Source LLC
Chambersburg PA
CBHW031327210326
41519CB00048B/3469